いつまでも消えない怒りがなくなる

許す練習

心理学者・臨床心理士
杉山 崇

A practice that allows you to be angry

Takashi Sugiyama

あさ出版

はじめに

第1章 許せないにはワケがある

尊敬するあなたへ

第2章 人はなぜ「覚えてしまう」のか？

6 私たちは幸せになれたのだろうか？

第3章 人は愚かな生き物なのか？

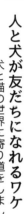

2 最強の感情、「感謝」の効果とは？

3 感謝がもたらす四つの脳内物質と感謝の限界とは？

4 感謝は理不尽な怒りを退ける許される力

はじめに　許す練習を始めましょう

この本を手にしてくださって、ありがとうございます。

あなたは、きっと、あなたの中の悩み・苦しみを解決したいという目的があって、この本を手にしてくれたことでしょう。

たとえば、「怒り」「許し」についてもっと知りたくて、あるいはあなた自身が「許し、許される力」を身に着けたくて、または誰かにこの力を身に着けてほしくて……など、さまざまな目的があることと思います。

その背景には、多くの苦労やお悩みがあったかもしれませんね。お察しします。

ぜひ、この本をご一緒に読み進めて、その目的を達成しましょう。

「許し」は「本当に大切な何か」に向かう羅針盤

「許し」は、あなたにとって「本当に大切な何か」を見つけるための、ヒントの一つです。

私のカウンセリングをお受けになる多くの方が、「なぜ、私はあの人を許せないのだろう?」、「なぜ、私はあの人から許されないのだろう?」、そして**「そもそも、〝許す〟って何?」**という疑問についてお考えになります。

カウンセリングでは、これがターニングポイントの一つになります。

なぜなら、「許せない」「許されない」の背景に、「本当に大切な何か」が潜んでいるからです。

「許す、許される」について考えることは、あなたの、または誰かの「本当に大切な何か」を探すことです。

言葉を変えれば、「大切な何かを求めているあなた、または誰か」を迎えに行く旅のようなものなのです。

身近な人間関係もとても良くなります

「許す、許される」を考え、理解することで、身近な人間関係もとても良くなります。私たち人間は、「人」と「人」の「間」を生きています。だから、「人間」と呼ばれるのです。そして、人はそれぞれに「大切な、何か」があります。

自分が大切にしていることは、他の人にも大切にしてほしいものですよね。

だから、お互いに何を大切にしているのか、わかり合うことが重要です。

ただ、お互いに、相手が大切にしていることがわからないこともあります。

特に本人が、自分が何を大切にしているのかわかっていないと、周りの人にわかってもらえるはずがありません。

こうなると、お互いにすれ違い、嫌な気持ちを積み重ねるばかりです。人間関係がとても悪くなります。

詳しくは本文で紹介しますが、自分が大切にしていることがよくわかっている人だけが、他の人が大切にしている何かも理解できるのです。

あなたの中の何かが変わる

「許す、許される」について理解することは、あなたが本当に求めている何かに導く原動力であり、身の回りの人間関係をより良くするものです。

言い換えれば、あなたの迷いをなくし、次のステージに導くマジックです。

この力を身に着けたら、あなたの中の何かが変わります。

あなたの身近な誰かを救うこともできます。

あなたの生き方を見つめ直すこともできます。

どうぞ、最後まで読み切ってください。そして、生まれ変わってください。

さあ、ご一緒に次のページに進みましょう。

第1章

許せないには
ワケがある

1

尊敬するあなたへ

あなたへ、言葉のプレゼントを贈ります

この本を手にしてくれたあなたに、まずはこの本を読み進める上で大切な言葉を贈りたいと思います。

〝You can't get what you want, till you know what you want〟(Joe Jackson)
「欲しいものがわかるまで、欲しいものは手に入りません」

言われてみると当たり前のように聞こえるでしょう。でも、言われるまで忘れていることが多いのではないでしょうか?

私たちの多くは、何が欲しいのかわからずに人生をさまよっていることが少なくありません。

あなたが「許し」の意義に気づけて良かったです

私は30年近くカウンセリングを仕事にしています。

カウンセリングを始める時、多くの方は、「本当に欲しいもの」を見失っていることがほとんどです。

そして、そのことに気づくきっかけは、人それぞれです。

でも、割と多いパターンもあり、たとえば、「私は何を怒っていたのだろう」、「何を嫌がっていたのだろう」、「何に怯えていたのだろう」など、自分の感情の動きに疑問を持つことがきっかけになりやすいようです。


カウンセリングの中では、この疑問にたどり着いてから何週間も考え続けて、やっと「許す、許される」について考えるに至る方がほとんどです。「許し」の大切さに気づくのは、意外と難しいことなのかもしれません。

でも、この本を手にしたあなたは、ちょっと違いますよね。すでに「許す、許される」について考えるところにたどり着いていますから、この本を読んでくれているのです。素晴らしいことです。

「許し」の意義は、なぜ気づかれにくいのでしょうか？

それは、**人は怒りに飲み込まれたり、怯えに支配されたりしやすい**ものだからです。

こうなると、「あいつ許せない！」と熱くなったり、「どうしたら許してもらえるのだろう……」と途方に暮れたりして、許しの意義を見失うのです。

でも、あなたは許しの意義に気づくことができて、この本を読んでいるのです。

ここに至れて、本当に良かった！　とお伝えしたい気持ちです。

許せない日々、許されない日々

ここに至るまでには、あなたはつらい思いもしてきたのではないでしょうか？「許せない、許されない」は、どちらも大きなストレスで、あなたの心を疲れさせます。これまでの人生や暮らしに、良くない影響を与えてきたかもしれませんね。

仮に、あなたが「許せない」日々を生き抜いてきたとしたら、お疲れ様とお伝えしたいです。あなたには、時に敵に囲まれているように感じられたかもしれませんね。場合によっては、みんなが悪い人に見えることもあったでしょうし、いつもソワソワして落ち着かなかったのではないでしょうか。

そんな中で、ふと疲れを感じると、急に悲しくなったり、虚しくなったり……。そんな日々だったかもしれません。

仮に、誰かに「許されない」日々を生きていたとしたら、正体不明のそこはかとない不安があったのではないでしょうか？　何をしていても、どこに居ても、誰かに見張られているような、叱られているような……、そんな気がしてしまう日々だったかもしれませんね。

些細なことに動揺して、ビクビクしたり、あなたらしく振る舞えなくて人に誤解されたり、なんていう切ないこともあったのではないでしょうか。

あなたは尊敬するべきサヴァイヴァーです

いずれにしても、許せない日々、許されない日々はあなたを心地よくはしません。つらい日々だったことでしょう。あなたの感じてきた生きづらさを、そしてその重たさを心からお察しします。

しかし、私はあなたを祝福したいと思います。
なぜなら、あなたは困難な日々を生き抜いてきたからです。

あなたは人の命の価値は何だと思いますか?
いろいろな考え方がありますが、私は命の価値の一つは、その命が乗り越えてきた困難の積み重ねにあると思っています。

言い換えれば、**耐えてきた苦痛と苦悩の重さに、命の価値は比例する**のです。

だから、困難な日々を乗り越えてきたあなたを、敬意を込めて「サヴァイヴァー(survivor)」と呼びたいと思います。

サヴァイヴァーは、誇り高い魂を持つ人

サヴァイヴァーとは「生き残った人」という意味です。そして、「逆境に負けない人」という意味もあります。

私は、あなたのこれまでの困難な闘いをお察しします。

そして、決して負けなかった魂を尊敬します。

あなたがこれまで積み重ねた苦痛と苦悩の価値は、いつまでも色褪せずに輝き続けることでしょう。

あなたはもう十分がんばりました。今日まで生き残るという、偉業を成し遂げたのです。そんなあなたの魂を、私は誇らしく思います。

でも、もう疲れてはいませんか？
「許せない、許されない」日々は終わりにして、新しい物語を始めませんか？
あなたは、もう、楽になってもいいのではないでしょうか？

私は、本当の意味であなたらしい日々を生きていただきたいのです。
生きる悦びにたどり着いてほしいのです。
生まれて良かったと思ってほしいのです。

だから、この本をご一緒に読みましょう。
「許し、許される力」身に着けるための、大切な練習をするのです。

2

「許し、許されるための旅」へと出かけましょう

この本を読むことは、旅のようなものになります

私は、「許したい、許されたい」、そう願う方のためにこの本を書いています。この願いをご一緒に叶えましょう。そのために、ここからは少しこの本と私について説明をさせてくださいね。


この本を読むことは、ちょっとした旅のようなものになります。

なぜなら、あなたの心は時に過去に向かい、未来に向かい、あなたが生きてこなかった人生に向かい、そして場合によっては誰かの人生や心の中に向かうからです。

カウンセリングで多くの方が、「許し、許される力」にたどり着いた旅路に、あな

たをご案内します。

あなたが知らなかった世界がたくさん見えてくることでしょう。

そして、この本を読み終えた時には、あなたは生まれ変わったような気持ちになっていることでしょう。この気持ちが、あなたの新しい物語のスタートです。

さあ、旅を始めましょう！　私がご案内します

さあ、今から、許し、許されるための「旅」に出ましょう。この旅は、私が魂を込めてご案内します。

旅の主役、すなわち旅人はあなた自身です。私はこの本を通して、全力であなたを支えます。まずは簡単に自己紹介させてください。

私は心と脳の仕組みを科学的に解明する心理科学者であり、多くの方の心を支える臨床心理士、そして人生に立ち会うキャリアカウンセラーです。現在はその指導者で、大学教授でもあります。すでに30年近く「心理の仕事」をしています。

学者で指導者、教授……と言うと、何だか偉そうに聞こえるかもしれませんね。でも、実はぜんぜん偉くないです。決して勉強ができるほうでも、清廉な人間でも、将来を嘱望された優等生でもありませんでした。ずっと劣等生でした。劣等感しかない人間です。

私の30年をこの旅に捧げます

でも、ずっと劣等生だったから、できたこともありました。

優等生とは偉い方に期待される存在です。期待通りを求められる存在です。

一方で、私は誰にも期待されていませんでした。これはこれで、心細く、また孤独でもありました。ただ、自由に「誰もやらないこと」ができました。

その中に、たまたま「誰かの役に立つこと」がありました。

私に何かを求める偉い人はいなかったので、私は何も制限されずに「みんなの役に立つ心理学」に集中できました。

そして、劣等感しかなかったから、何でもがんばることができました。劣等感は、それ自体が私たちを苦しめるものでもあります。ですが、いいこともあります。たとえば、「何で自分がこんな目に……」と思うことがあった時です。私自身ももちろん葛藤するわけですが、最終的には「自分は劣っているから、仕方がない」と受け入れられました。その結果、他の人は嫌がるような仕事ができたこともあります。

私の研究や活動、そして人生は、あなたのお役に立つ範囲で追々ご紹介しますが、一つお約束させてください。私が30年近くかけて学んだことや見つけたことの全てを、あなたのために捧げます。

こんな私ですが、あなたの「許し、許されるための旅」をご一緒させてください。

目的地は、あなたが「許せない想い」から解放されること

次に、この旅のゴールをご案内しましょう。

私たちのこれからの旅は、まずはあなたが「許せない〝想《おも》い〟」から解放されることを目指します。

ここで「想い」という言葉が登場しました。この言葉から、あなたは何を連想するでしょうか？

「〝思い〟と〝想い〟、何が違う？」、と思われるかもしれませんね。

まずは、ここからご案内しましょう。

「思い」と「想い」

一般的には「思い」が使われますね。ただ、この本では「思い」と「想い」を区別しましょう。

「思い」は「考えている」とほぼ同じ意味で使います。感情的に、より軽いものです。判断や考えた結果に近い意味と理解してもらえたら嬉しいです。

一方で「想い」は、より感情が強い言葉です。

たとえば、あなたが「カワイイ」と想う何かを思い出してください。子猫や子犬、お気に入りのアイドル、赤ちゃん……人によってさまざまだと思いますが、思い出すと「カワイイ」という感情があなたの心を突き動かしませんか？

近年では「エモ（emotion：感情）い」という言葉もあるようですね。「エモい」で表される心の状態も、「想い」の一種です。

このように、あなたの感情を突き動かすような連想やイメージが「想い」です。「許せない」は感情の一種ですが、そこにはさまざまな連想やイメージが存在しているのです。

「許し、許されるための旅」の最初のゴールとして、「許せない想い」から何らかの形で解放されることを目指します。

3

旅を終えた先にあるもの

もう一つの「おもい」

次に、もう一つの「おもい」をご紹介しましょう。

三つ目の「おもい」は漢字では、「念い」と書きます。

「念」は、普段は「ねん」と読まれることが多いですよね。実は「念（い）」も「おもい」とも読むのです。あまり使わないので、このような使い方は初めてかもしれませんね。

この言葉が表すものは、「明確な意志や強い信念がある」という心の状態です。

たとえば「残念」は、「望みが成し遂げられなかった」時に、「成し遂げたい念《おも》いが残っている」という心の状態です。

また「執念」は、「執」は「こだわって、行う」という意味なのですが、「絶対に達成するという鋼の意志がある」という心の状態です。

この他には、「主体性」も念いと関係する言葉です。この言葉が好きな方も嫌いな方もいるようですが、近年よく使われます。

この言葉が意味するところは、「明確な念いを持っている、または持とうとしている」という状態です。

この旅の最終目的地は「自分を生きる」と念うこと

ここまで「念い」について、説明してきました。

「主体性」という言葉が嫌いな方には、あまり嬉しくない説明だったかもしれません。

主体性は、「自覚を持て！」とか、「意識を高く！」といった、ちょっと説教臭い文脈で使われることが多いですよね。

なので、説教臭い話が好きではない方は、不快だったかもしれません。もし、そうだったらごめんなさいね。私自身も、説教臭い話は嫌いです。

だから、安心してください。私は、「許せない想い」から解放されたあなたを、他の何かで縛るようなことは絶対にしません。

その上で、「許せない想い」から解放された後に、私たちが向かうべき先について説明させてください。それは、**あなたが「あなた自身の人生を生きる」という明確な「念い」にたどり着く**ことです。

「許せない」の背景には「念い」がある

「許せない想い」の背景には、ある「念い」があります。それは、「自分らしく、自分自身の人生を生きたい」という念いです。

人は、どんな時に「許せない」と思うのでしょうか？　それは、念いを邪魔された時です。

私たちは、人生を重ねる中で、繰り返し念いを邪魔されてきていて、その中で、自分自身の念いを見失ってしまうこともあります。

念いを見失ういくつかのパターン

念いを見失う理由はさまざまですが、いくつかのパターンもあります。

一つはあなたの念いを邪魔する敵に心を奪われて、見失うパターンです。「恨み」と言われる心理につながるものです。

ここでは簡潔な説明に留めますが、「恨み」に囚われると、敵を滅ぼすことに心を奪われてしまいます。

たとえば、自分に振り向かない異性を恨むと、人はどうなるでしょうか？

みんながそうなるわけではないのですが、その異性に何らかの痛みを与えようとすることもありますよね。いわゆる「我《われ》を忘れている」と呼ばれる状態です。ここでいう「我」とは、その人の「念い」です。

他には、あなたを「許さない」という誰かに縛られて、怯えているパターンもあります。何かに怯えていると、私たちは「恐れ」を取り除くことしか考えられなくなります。恐怖は最も強力に人を支配する感情です。

歴史的に、支配者たちはこの仕組みを上手に使ってきました。恐怖によって念いを封じられた人間は、都合良く動くからです。

そういう時代ほどではないにしても、あなたも何らかの恐怖に念いを封じられているかもしれませんね。

もしそうだとしたら、この本を読んで、あなたの念いを取り戻しましょう。

私が、あなたをガイドします

この旅は、時に「恨み」や「怯え」も扱います。なので、楽しいだけの旅にはならないかもしれません。

でも、ご一緒する価値は必ずあると、私が保証します。そして、旅に潜むさまざまな危険から、あなたをお守りします。

旅に潜む最大の危険は「許せない」という想いですが、その想いであなたが傷つかないように、全力でお守りします。


そのために、ここでは、まず許し、許されるために必要なことをお伝えします。

それは、「許せない」について知ることです。

許し、許されるために「許せない」を知る……と言われると、逆説の問答のように聞こえてしまうでしょうか？　確かにそうかもしれませんね。私が読者でもそう感じると思います。

でも、人間はなかなか許せないものです。

そして、「許せない」から、許し、許されるが難しくなっているのです。

まずは、**「許せない」の正体を知ることが重要**なのです。

4

加害者を許していいのか？「許せない」の価値

「許せない」は価値があることです

ここからは、「許せない」を理解する旅へと出かけましょう。

突然ですが、あなたは「許せない」の意味や価値を考えたことはありますか？

心理学的には、**人の心には全く無駄はありません**。あらゆる心理は、私たちが幸せになるために必要だから存在しているのです。

だから、「許せない」思いも無駄なものではないのです。

心理学者の私から見ると、「許せない」と感じることは価値のあることです。

このことを、私のカウンセリングの一例からご説明しましょう。

あるカウンセリングの事例から

数年前、私のカウンセリングに、心理的な不安定でお困りの方がおいでになりましたが、最初は、その原因がわかりませんでした。

ですが、徐々に、学生時代、その方が悪質な同級生に心理的に支配されていた経験が原因であることがわかってきたのです。

心理的な支配の手口はこうです。

まず、この方（以後Lさんとお呼びします）が他の友達から離れて一人になったスキに「自分に○○したよね？　どうしてくれるの？」と唐突に詰め寄ります。何のことかわからずに戸惑っている間も、言葉をたたみ掛けます。

実は私たちの記憶はとても不確かなものなので、相手が確信を持っていると「偽りの記憶」が作られてしまうことがあります。

気が良くて穏やかな方なら、たたみ掛けられる中で「もしかしたら本当に悪いことをしたのかな……」と思ってしまうのです。

ちょっとでも、自分の記憶に自信をなくしたら、相手の思うつぼです。この手の支配者はターゲットが自信をなくした様子を見逃さず、さらに次のようにたたみ掛けて要求します。


「悪いと思ってるなら、お詫びに△△してよ！　今約束して！」と……。

最初は小さな要求でしたので、「これで収まるなら……」としぶしぶ応じます。

しかし、一つ要求を飲むと、その後はズルズルと要求が膨らみ、最後には奴隷のように扱われてしまうのです。

学校では他の友達から離れて常に自分のそばにいるように強制し、あれこれ雑用を押し付け、言葉や目立たない程度の暴力で、Ｌさんに害を与え続けたのです。

なぜ、「自分が悪い……」と思うのか？

学校を卒業して、Ｌさんは悪質な同級生から物理的に離れることができました。

しかし、その同級生は、なおも電話という形で追ってきたそうです。

「卒業して、いい気になっていませんか？　自分からは離れられないから、忘れないように」

この言葉が怖くて、Ｌさんはずっと、この悪質な同級生のことを考えるのも怖いという状態になりました。


電話での言葉はただの脅しに過ぎず、その後は何のアクセスもなく、もう10年以上も関わっていません。

しかし、支配された恐怖から、Ｌさんは些細なことでも過敏に反応してしまい、心理的に不安定な状態が続いていました。

その不安定さへの自覚はあったのですが、その原因が、かつての同級生からの支配と脅しにあったとは考えていませんでした。

その同級生のことは、思い出すのも嫌だったからです。そのため、この不調の原因はわからないままでした。

原因がわからないと、心理的な不調を、自分の性格や運命と考えざるを得なくなります。

これは、心理学では「帰属（原因の推論）理論」というテーマで研究されている現象です。カウンセリングに訪れる方は、この状態に陥っていることが多いのです。

Ｌさんも、

「自分が悪い、自分がおかしい。自分は生まれるべきではなかった」

という思いに悩まされ、ずっと苦しんでいました。

自分を呪い、親しい友達もできず、ずっと孤独に過ごしていたのです。

なぜ、「許せない」を奪われたのか？

Ｌさんは、カウンセリングの中で同級生のことを思い出せました。そして、不安定になった理由と原因を考え直すことができたので、自分を呪う苦しさから解放されるきっかけを掴めました。

ただ、なかなか簡単にはいきません。

Ｌさんは、元同級生に対して激しく怯えていたのです。大人になった今、もう怯える必要はないのですが、元同級生を恐れるあまり、怒ることも悲しむこともできませんでした。

そこで私は、

「お話を聞いている限り、あなたはその元同級生に、もっと怒っていいように思えます。なぜ、怒らないのでしょう？　怒ると悪いことが起こりそうな気がするのでしょうか？」

と、問いかけました。

すると、Ｌさんは、「はっ」とした顔をして、

「(元同級生に）怒ると、もっと嫌なことをされそうな気がして……」

と言葉にしてくれました。私は、

「(元同級生は)今もあなたに嫌なことができるのでしょうか?」

と尋ねました。Lさんは黙ってしまって、この日はそのままカウンセリングが終わりました。

「怒る」ことができると「許せない」思いが溢れ出す

しかし、次のカウンセリングでは大きな変化が起こりました。Lさんは、元同級生に対して怒れるようになっていたのです。

被害者なのですから、加害者に怒るのは当然です。

怒りは基本的な感情で、心の原点の一つです。

怒るべき相手に対して怒ることもできない……というのは、Lさんの本当の心が、ずっと封印されていたことを意味します。

言い換えれば、元同級生に心を支配され続けていたのです。

Lさんにとって、怒りの回復は、ご自身の心の回復でした。

Ｌさんは、やがて、本来の自分らしい人生を奪われていたことに気づきました。

そして、元同級生に対して「許せない」という思いを持つに至りました。

「許せない」は心が誰にも支配されていない証拠

あなたは、Ｌさんの「許せない」をどう思いますか？

私は、この「許せない」を祝福したいと思います。もちろん、「許せない」思いに囚われているということは、まだ、Ｌさんの本来の人生を取り戻せていない状態ですから、さらなるカウンセリングが必要です。

しかし、加害者への怯えから解放されて、「許せない」と思えるようになったのです。

心が何者にも支配されていないから、素直に「許せない」と思えるのです。Ｌさん自身の心は取り戻せたと言えるでしょう。

つまり、「許せない」は、**あなたの心が誰にも支配されていないという証拠**なのです。

私は、このことはとても価値のあることだと思います。

自分の念いを見失っていないからです。

ただし、誰にも支配されない代わりに、私たちは時に「許せない」に支配されてしまいます。

このことについて、次の節でより詳しくご案内しましょう。

5

「許せない」に囚われてはいけません

「許せない」に囚われるとどうなるの？

大事なことを繰り返しお伝えします。心に無駄はありません。

「許せない」もあなたにとって必要な感情であり、あなたの心が誰にも支配されていない証なのです。

ただ、「許せない」という思いは非常にパワフルで、エネルギーも時間もものすごく消費します。また、ストレスホルモンが分泌されて、身も心も余計に削られてしまいます。

これは、心理学や脳科学の研究でも示されていて、「気分の問題」、「気持ちの問題」

は、身体にも大きなダメージを与えるのです。

免疫力を下げて病気にかかるリスクを押し上げ、私たちの寿命を削ります。人生の質を大きく押し下げ、その結果として、周りの人たちも不幸にします。

つまり、「許せない」思いに囚われ続けると、実際の被害以上にあなたの人生が削られることもあるのです。その結果、あなたらしく生きることが難しくなります。

「思い」で「想い」はコントロールできない

少し、悪い例をご紹介しましょう。

時々、許せない想いに囚われている人に対して、「〝単に〟気分の問題」「〝単に〟気持ちの問題」などと言う方がいますよね。心をとても軽く見ていることをうかがわせます。人は「心」を生きていることを、お忘れになっているのかもしれません。

「〝思い（考え方）〟で〝想い〟をコントロールできる」という信念は、立場のある方、身分が守られている方、社会的に成功している方に多いような気がします。

心は環境を反映するものです。立場や成功に守られた環境で心が安定している方には、「許せない！」のパワーが想像もできないのかもしれませんね。

狭い世界しか見えないということなので、気の毒なことかもしれません。


ただ、立場がある方に言われると、弱い立場の人は「そう思わないといけないのかな……」と考えさせられてしまうようです。

「思い」で「想い」を抑えるのは無理があります。「許せない」想いを軽く見て、「単に……」という思いで消し去ることはできないのです。

「考えたくない」のに考えてしまう

たとえば、誰かを「許せない」と思った経験を思い出してください。

あなたの心が自由なら、そのような経験の一つや二つはあることでしょう。

その時、その誰かのことが頭から離れなくなったりしなかったでしょうか。

「あんなヤツのことなんか、思い出したくない」、「今このことを考えても、意味がない」、「他にやることがある」などと、思い出さないようにしようとしてもどうにもならなかった……。こんな経験はありませんか？

私の印象では、ほとんどの方がこのような経験をしているようです。もちろん、私自身も例外ではありません。

ルミネーションの恐怖

このような「考えたくもないのに、嫌なことを繰り返し考えてしまう」状態を、心理学では**ルミネーション（反芻《はんすう》）**と呼びます。この状態になると、ずっと気分が害され、眠れなくなり、疲れ切って、さらに嫌なことを考えてしまう……というサイクルにはまってしまいます。

ルミネーションは、非常に怖い心理状態です。その「嫌なこと」が世界のすべてのように見えるからです。

そして、これは私の友人の研究で明らかになった事実なのですが、気分が害されている時、私たちの体感時間はとても長くなります。さらに、自分の意志で嫌なことを思い出すことがやめられない……。この「絶望的な苦痛」が永遠に続くように体験されるのです。

あなたは、地獄のような体験を生き延びたのかもしれません

永遠に続く絶望的な苦痛……。ちょっと重たい表現になりますが、まるで地獄のようですよね。

「許せない」は心が自由であることの証拠です。でも、この想いに囚われると、地獄にいるかのような体験もありえるのです。もちろん、後で詳しくご案内しますが、「許されない」もある意味で地獄です。

前の節で、読者のみなさんを「サヴァイヴァー」と呼ばせていただきましたね。

実は、これは、もしかしたら地獄のような体験を乗り越えておいでになったかもしれない……という、私なりの想像が背景にありました。もし、本当にそうだったら、改めて「よくがんばりましたね！」とお伝えさせてください。

ルミネーションが招く、最悪の結果

私がこのように強く思うのは、この地獄を乗り越えられない方も少なくないという、悲しい事実があるからです。

幸い、私のカウンセリングルームでは今のところはありませんが、時に心理的な問題で自殺を選ぶ方がいらっしゃいます。その背景には、ルミネーションによる地獄のような体験があることがほとんどです。

彼らは死にたいわけではありません。永遠の苦痛から解放されたいだけなのです。でも、解放される手段が他になくて、苦渋の選択になるのです。

悪質な同級生に心を支配されていたＬさんの事例の、続きをご紹介しましょう。

Ｌさんは怯えた状態から解放されて、ご自分の心を取り戻し、その結果、「許せない」という想いを取り戻しました。

しかし、その代償がありました。

「許せない」に囚われて、ルミネーションに陥ってしまったのです。カウンセリングの中では、その同級生を呪う言葉が溢れます。ご自宅でも、ほぼずっとその同級生のことが頭から離れなかったようです。

そして、「自分はこんな人しか周りにいない……」、「自分が壊れているから、こんな人しかいないんだ……」、「この人生には絶望しかない」と、お一人で思いつめてしまいました。

この時は、絶望的な苦痛が永遠に続くように感じたそうです。そして、それを終わらせる方法として、死ぬことばかり考え、そのための準備も進めていたようなので、この苦悩は察して余りあります。

このように「許せない」に囚われると、やはり地獄を見ることになるのです。「許せない」は価値ある心理ですが、決して囚われてはいけないものなのです。

6

感情の仕組みを知りましょう

感情とはシグナル＋エネルギー

「許せない」は、心が何者にも支配されていないことを示す価値ある心理です。

しかし、決して囚われてはいけません。

では、どうすればそれができるのでしょうか。

それは、**「許せない」の意味を知り、「許せない」想いがあなたに訴える何かを理解することです。**

実は、あらゆる「感情」は「シグナル（信号）」＋「エネルギー」でできているのです。詳しい仕組みは追って説明しますが、ここではS.Freud（フロイト）の説だと覚えておいてください。

S.Freudは、心の仕組みと働きについて、初めて科学的な考察を行った神経学者です。彼の考察（精神分析）は、現代の脳科学で実証が進められています。

持て余したエネルギーが相手とあなたを傷つける

「許せない」は「思い」ではなく、「想い」です。「想い」とは感情が伴うものです。感情が私たちに訴える「シグナル」、すなわち意味を理解できれば、感情が持っている「エネルギー」をどこに向けるべきかを見失うことはありません。

このエネルギーはあなたをいい方向に動かす原動力となって、あなたを幸せに導くでしょう。

しかし、感情の意味が理解できないと、エネルギーを正しい方向に向けられません。そうなると、エネルギーは持て余されることになります。抑えきれない時には誰かを傷つけるか、あなた自身を傷つけるか……いずれにしても誰も幸せになりません。
感情は、その意味を知ることで本来の役割を果たします。
この本来の役割についても、後で詳しくご紹介しますね。

「売り言葉に買い言葉」はシグナルを理解できないことから生まれる

感情の意味を見失ってエネルギーが持て余される場面の例を、考えてみましょう。
日本には「売り言葉に買い言葉」という言い回しがありますが、これは感情の意味を見失って、持て余したエネルギーで傷つけ合う状況を表すものです。

ここでは、交際中のカップルにありがちな諍いを例に考えてみましょう。

これは、前の節におけるルミネーションのちょっと重たい話からすると、軽すぎる事例に見えるかもしれません。でも、何事も「簡単なことから、難しいことへ」というプロセスで力をつけるのが、成長のセオリーです。

あるカップルの会話

男「ランチ、何食べる？」
女「そうね、パスタとかどう？　この前行ったお店、美味しいって言ってたよね！」
男「ああ、美味しかったね……。でも、ここからだとちょっと遠くない？」
女「近いほうがいいの？」
男「近ければいいってわけじゃないけど……。あ！　ほらそこに、ビュッフェって
　看板が出てるよ！」
女「あのビュッフェがいいの？」
男「嫌なの？」
女「嫌じゃないけど……」
男「何だか嫌そうだよ……」
女「別に嫌じゃないわよ！　確認しただけじゃない！」
男「え、でも嬉しそうじゃないじゃん！」

女「決めつけないでよ！　いつも勝手に私のこと決めつけるんだから！」
男「そんなことないじゃん、いつも勝手に怒るのはそっちだろ！」

あなたなら、このようなカップルの会話を聞いてどう思いますか？　二人は、会話の始めは決して気まずかったわけではありません。一緒にランチを楽しもうと、むしろいい雰囲気だったと思われます。

しかし、どのお店に行くかを巡って、気まずくなってしまいました。

どうしてこうなったのでしょうか？

実は、このプロセスにおいて、感情の意味に気づけるか・気づけないかの差が表れているのです。

次の節からは、この会話を手がかりに、想いと感情についてご案内しましょう。

7

想いを退け合うと何が生まれるのか？

女性の想いが退けられた

会話の最後では男女とも怒っているわけですが、最初のほうでは、女性は男性本位で「美味しいって言ってた」「近いほうがいいの？」と考えています。

女性からは、「二人で一緒に仲良く過ごしたい」という想い、男性への好意がうかがえます。

しかし、それに対して男性は、「違う、そうじゃない」という否定のメッセージを出していて、女性の想いを受け止めていません。「一緒」になっていないのです。女性の想いは男性によって退けられた形です。

そして、女性からすると唐突に、男性は「あそこのビュッフェ！」と言い始めてしまい、「二人で一緒に……」という女性の想いからさらにズレてしまいます。

女性は怒ったわけではないと思われますが、戸惑ってしまったことでしょう。

想いを退け合うと攻撃的になる

しかし、男性にも女性への想いがあったようです。

「いつも嬉しそうにしていてほしい」

なので、女性の戸惑いを察して反応します。女性のことが大好きなようです。

しかし、この反応が「嫌なの？」と雑でした。

質問に質問を返すのはそもそも失礼で、一種の攻撃です。言葉にこそしていませんが、「何で嬉しそうにしないんだ！」という怒りが潜んでいたと考えられます。

こうして、女性の「二人で一緒に」という想いはさらに行き場を失います。女性の困惑は大きくなり、持て余されたエネルギーを、「決めつけないでよ！」と、激しい言葉で男性にぶつけることになりました。

男性も予想外に自分の想いが叶わなくなったので、困惑して、持て余されたエネルギーを「そっちだろ！」と女性にぶつけます。

こうして、本当は「二人で一緒に……」、「彼女に嬉しそうにしていてほしい……」とラブラブなカップルであるにもかかわらず、気まずくなってしまったのです。

男性は想いを語るべきだったか

では、二人はどうすれば良かったのでしょうか？

まずは男性から考えてみましょう。

男性は、「違う、そうじゃない」という態度を女性に示すのを、少し待てば良かったのです。もちろん、我慢して女性に話を合わせるというわけではなく、「違う」という想いの意味を理解するために、もっと考えるべきでした。

「パスタ」の何が違ったのか、「近いほうがいい」の何が違ったのか……この意味を考えて女性と共有していれば、女性の「一緒に」という想いは、遂げられていたことでしょう。

たとえば、「どこで何を食べたら二人で楽しく過ごせるかって考えちゃったんだよ」などという言葉に変えていれば、男性の「違う」という想いが女性に伝わり、また、女性の「一緒に」という想いも遂げられます。

その後で「あそこにビュッフェが……」と切り出していれば、女性のリアクションは全く違ったことでしょう。

また、女性の戸惑いのリアクションを察したのは良かったのですが、その次がもっと丁寧であれば、結果は全く違ったことでしょう。

たとえば、

「あ、ごめんごめん、勝手に考えちゃった……。ビュッフェがいいというわけじゃなくて、どこで何を食べたら僕たちが楽しいかって考えていたんだけど、ちょうど、あのビュッフェが目に入ったから……」

などと心の内を説明していたら、女性の次のリアクションは全く違ったでしょう。

「イラッ」に敏感になりましょう

男性の雑な対応の背景には、ちょっとした「怒り」、いわゆる「イラッ」があったのでしょう。男性は、妙案と思って「あそこにビュッフェが」と提案しました。

自分が妙案と思っていることにケチを付けられた経験は、みなさんにもおありと思います。そんな時は、やはり「イラッ」としてしまいますよね。

ここで、あなたの心も人間関係も平穏に保つ秘訣を一つ紹介しましょう。

それは、「イラッ」に敏感になって、その意味を理解する習慣を身につけることです。

自分にとっての妙案は、誰かにとっては「想定外」であることも多いのです。

思いを退け合わないために

このように、女性は「一緒に」という想いを退けられ、男性は「妙案！」と思ったアイディアを退けられ……という会話でした。
「妙案！」も、喜びといった感情が伴っているので、ある意味で想いです。
つまり、お互いに想いを退け合ってしまったのです。

その結果として、お互いに攻撃的になってしまいました。
想いを退け合うと、生まれるものは「攻撃的な関係」なのです。

では、想いを退け合わないために、何ができるのでしょうか？
次の節でも、このカップルの会話を手がかりにご案内しましょう。

8

感情の意味を理解することが大切です

「想定外」の時こそ丁寧に

人は「想定外」に弱い生き物です。

私たちの心は、周りが「想定通り」かどうかをモニタリングするために進化したと考えられています。だから、想定外に対して、まずは拒絶反応を起こすのです。

このような拒絶反応をストレートに表現するのが、いわゆる「雑な対応」なのです。

それは相手の「想定外」を拡大させて、結果的にあなたの「想定外」をさらに拡大し、お互いにストレスフルな状態を作り出します。

「イラッ」とした時こそ、「イラッ」とした意味を考えて丁寧な対応をすれば、あな

たの心と人間関係は大きく改善することでしょう。

男女は同じ世界を生きられるのか？

一方で、女性はどうすれば良かったのでしょうか？

まずは、「二人で一緒に……」という想いから考えてみましょう。

女性の多くは、付き合っている男性に対して「一緒に……」という想いが深いものです。女性の脳は、そのように作られているのです。

ただ、男性の脳は、構造上、何かを考え始めるとそこに集中してしまうことが多いのです。

この男性も、一瞬ですが、女性と一緒にいることを忘れてしまっていたようです。

ここからは価値観の問題になるのですが、「許す・許される」を理解するための大事なポイントになるので、よく読んでください。

私は、男女ともに違いを理解して、受け入れることが重要だと考えています。

同じ時間を生きて交際しているわけですが、時に相互に違う世界に飛んでしまうことはやむを得ないのです。

背の高い人に「あと10センチ小さくなって」と言っても、無理ですよね。男女の違いも、そういうものなのです。

なので、男性の唐突なビュッフェの提案に対して、女性が「この人はいつもこういう感じだから……想定の範囲内！」と受け止められたら、困惑はほとんどなかったでしょう。

同時に、男性も「自分が勝手に集中して女性を困惑させやすいリスクを持っている」と自覚することが大切です。この会話のように、女性の「一緒に……」という想いを退けてしまうと、お互いに不幸になるからです。

お互いの違いを受け入れることが許しにつながる

男女は脳の構造上、時に違う世界を生きてしまいます。しかし、お互いの違いを受け入れ合えれば、ぶつかり合うことは避けられます。むしろ、思いやりにあふれた「許し合える」関係にたどり着くこともできるのです。

ただ、このカップルの会話は、男性の雑な対応から、お互い売り言葉に買い言葉でどんどん気まずくなりました。男性が攻撃的になってしまうと、女性もなかなか優しくはできないことが多いでしょう。

あえて言えば、男性が「嫌なの？」と返したところで、「ごめんなさい、そう見えた？」と、柔らかく返していたら、ぶつかり合うことは避けられたかもしれません。

大事なことは、感情の意味を理解すること

ここからは、感情の意味を知ることに話を戻しましょう。

例に挙げたカップルの会話では、お互いに自分の感情・相手の感情の意味がわからずにぶつけ合ってしまって、気まずいことになりました。

女性が会話の中で感じた不快な気持ちは、「一緒に……」を願ってのことでした。男性が会話の中で女性に攻撃的になったのは、自分の妙案が退けられたかのように感じてのことでした。ただ、どちらもそれがわかっていなかったようです。

このように、感情の意味がわからないと、持て余されたエネルギーは攻撃のエネルギーになってしまうのです。

その脳の仕組みは追って紹介しますが、まずは**感情はその意味がわからないままだと、誰かを傷つけるエネルギーになる**と覚えておいてください。

逆に言えば、感情の訴えるシグナルをキャッチしてその意味を捉えれば、エネルギーはあなたをより幸せにするものになります。前述の男性なら、

「君と楽しく過ごしたくて考えたんだけど、イマイチかな？」

と優しく問いかけ、そこから次の提案に向かえるはずです。

同じく女性のほうは、

「嫌がっているように見えた……？　あなたと一緒に考えたかっただけなの……」

と柔らかく応じることで、自分の想いが伝わり、男性の「イラッ」をかわせたこと

でしょう。

彼らの会話の行き違いは、他愛のないものかもしれません。

しかし、このような想いとそこに伴う感情の意味を理解しないことで、些細なことが不快なことになりました。

「許せない」想いも、このような感情の意味を理解しないことで、倍増しているものなのです。

「許す、許される」において、感情の意味を理解することは重要です。

感情の意味については後で詳しくご案内しますが、このことをよく覚えておいてください。

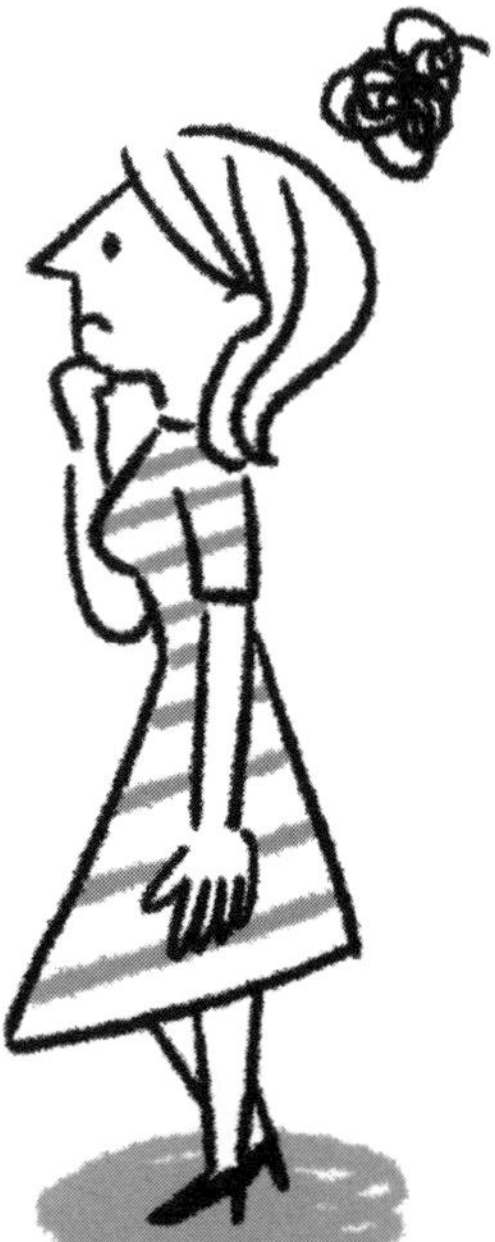

第2章

人はなぜ「覚えてしまう」のか？

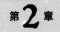

「許せない」を避けられないのはなぜだろう？

第1章で巡った旅、あなたはどのくらい覚えていますか？

筆者としては、全て覚えてもらえていたら嬉しい限りです。

なぜ、こんなことを聞くのでしょう？

それは、第2章が私たちの「覚える」という能力、すなわち記憶力についての旅になるからです。

「許せない」という想いに秘められている「人間らしさ」、すなわち「覚えてしまう」という人の宿命を巡る旅です。


第1章では、次の三つのポイントを巡ってきました。

・「許せない」想いは、心が自由であることを示す価値あるもの
・しかし、この想いに支配されると苦しくなる（ルミネーション）
・想いに伴う感情とその意味（シグナル）の理解が、「許せない」に支配されないカギ

そして、あるカップルの会話に少々寄り道してもらいました。寄り道ではありましたが、この旅路で「想いの退け合いが〝許せない〟をもたらす」というシンプルな法則が見えてきたと思います。

この法則がわかれば、そもそも「許せない」を避けることもできるでしょう。「想い」を退けなければ、「許せない」は生まれないのですから。

「許せない」を避けられる時

あるカップルの例では、二人とも背負っているのは自分の想いだけでした。なので、少々気持ちを整理して相手の想いを汲み取った対応をすれば、「許せない」は比較的

簡単に避けられます。

私も、二人の関係性をより良くする方法を、相対的にシンプルかつ明確に示すことができました。


同様のことは、母子関係や夫婦関係にありがちな「許せない」にも言えます。


たとえば、公園に遊びに来た親子を考えてみてください。まだまだ遊び足りない子どもと、計画通りに家事や育児を進めたい母親。

母親が帰宅を促しても、子どもは「イヤー！　帰らない‼」となるのは、よくあることですよね。お互いに「許せない！」が発生する場面です。

こんな時は、母親が、

「もっと遊びたいよね……、でもママも〇〇したいな～。一緒に〇〇してくれない？」

など、子どもが納得して母親に協力できるような誘導を目指せば、解決します。

ただ、母親も気持ちに余裕がある時ばかりではありません。

ついつい子どもに「言うことを聞きなさい！」と怒鳴って、子どもの想いを退けてしまうというのもよくあることです。

家事を進めたい母親の立場、まだまだ遊びを必要としている子どもの立場。

親子であっても、その立場の違いからお互いの想いを退け合ってしまうのです。


ご夫婦にも、似たようなことはよくあります。

「妻の身支度が長すぎる」、「夫の帰りが遅すぎる」などのお互いの不満を耳にすることはありませんか？

このような不満も、その背景にある想いを対等に語り合えば解決します。

カップルカウンセリングなどでは、夫婦関係を維持したいとお互いに思っていれば、比較的シンプルに解決策をご紹介できます。

ただ、お互いのプライドもあって「対等に」が難しいこともあります。

ご夫婦でも、お互いの想いを退け合ってしまうことが多いのです。


このように、親子やご夫婦という近しい関係でも、お互いの想いを退け合ってしまうことを避けにくい場合がありますが、お互いにいい関係を続けたいと願っていれば、

「許せない」を避けることはできます。

法則に沿って、お互いに相手の想いを汲み取るようにすれば良いのです。想いの退け合いさえしなければ、「許せない」は避けられますし、乗り越えられるのですから。

「許せない」を避けられない時

しかし、第1章で紹介したLさんと悪質な同級生には、続けたい関係のイメージが共有されていませんでした。視点を変えれば、悪質な同級生にとって都合がいいだけの関係でした。

このような一方的な関係の中では、法則だけで「許せない」を避けることは不可能です。相手が悪質だから、「許せない」のは当然なのです。

また、私たちの人間関係は、こんなにシンプルではありません。愛と憎しみが交錯し、恨みが積み重なっていることも少なくありません。

たとえば、親子やご夫婦でも「父親が（母親が）許してくれさえすれば、別の人生があった」、「夫が（母が、兄が、姉が）協力してくれさえすれば、私の人生は違っていた」、ということも少なくありません。さらに、上司と部下の関係、融資先と借入先の関係、不倫のカップル……、などのような複雑な関係もありえます。

こういう場合は、互いの想いはさらに複雑です。仮に表向きは仲良くしていても、深い内面に「許せない！」という憤りや恨みが積もっていることもあるでしょう。

私たちは、「仲良くしたい」というシンプルな気持ちだけでいられる生き物ではなく、想いや憤り、そして恨みを心に積み重ねる生き物なのです。

そのため、法則だけでは「許せない」を乗り越えられないことも多いのです。

「心の秘密」「人の本質」を探りに行きましょう！

でも、ご安心ください。そんな私たちでも「許せない、許されない」を乗り越えることができます。

第1章でご紹介したように、「許せない」に支配されると心理学的ルミネーションに陥り、余計に苦しくなります。

ただ、人はなぜ心理学的ルミネーションに陥るのか、その答えは明らかになっているのです。

ですから、逆のプロセスを行えばいいのです。


そのために、ここからは「心の秘密」を探る旅へと参りましょう。

この秘密は、「人間の本質」を探る旅でもあります。

かなり深い旅路で、他の生き物の心から、恐竜時代、現代社会の真相まで広く巡ることになります。「許す・許される」の理解に向けて、とても大事な旅です。

2

エサを横取りされたコイはどうなるでしょうか？

コイが泳ぐ池を思い出してください

みなさん、突然ですが、日本庭園や公園など、コイが泳いでいる池に行ってみたことはありますか？　それは、どんな池でしたか？　悠然と泳いでいるコイは、みなさんの目にはどのように映ったでしょうか？

ここでは、コイの生きざまをヒントに、「許せない」の秘密、心の秘密をご案内しましょう。

エサを投げ込むと、不平等な競争が……

たくさんのコイがいる池に、エサを投げ込むところを想像してみてください。

何が起こるでしょうか？

コイは、一斉にエサに群がりますよね。「我先に！」とエサを求めて猛然と進みます。激しい奪い合いです。

ここでエサを獲得できるのは、概ね1匹。運が良ければ、近くにいる数匹が文字取りの「おこぼれ」にあずかる程度で、その他の多くのコイは、エサにありつけません。ほとんどの場合、たまたまエサが近くに投げ込まれたコイが勝利者です。近くにいなかったコイは、これだけで敗者になります。ものすごく不平等な競争です。

しかし、コイたちは、エサがなくなったら何事もなかったかのように泳ぎ去ります。

自分が狙っていたエサを奪われたのですから、もっと怒っても、恨んでも良いはずです。

「よくも取りやがったな!!」と、エサを獲得したコイをどつきたくなったりはしないのでしょうか？

コイは潔いのか？

少なくとも私は、コイがエサを奪った1匹を特定して、どつき回している姿を見たことがありません。何事もなかったかのように、再び悠々と泳ぎ始めます。

このようなコイの姿、みなさんにはどのように映りますか？　いろんな見方があると思いますが、私の友人のコメントをご紹介させてください。

彼は心理学者や研究者ではなく、ライターです。

好奇心・探求心が強い人で、何にでも興味を持ちます。その彼が、なかなか興味深いコメントをしました。

彼は、何事もなかったかのように泳ぎ去るコイを見て、

「コイって潔いな〜!!」

と、とても羨ましそうに言ったのです。
驚くほど清々しい一言でしたが、私はそこで一瞬フリーズしました。
そういう目でコイを見たことがなかったからです。

みなさんはどう思いますか？　コイは潔いのでしょうか？　エサを争ったライバルを、寛容に許しているのでしょうか？

コイは覚えていないのでは？

私は、コイの心理について考えたことはありませんでした。心理学者の悪い癖で、自分の興味のある分野にだけ集中しすぎてしまうからです。彼のように興味の幅が広い友人には、いつも刺激をもらいます。

この時も、私は彼に刺激を受けて考え始めました。
「果たして、コイは本当に潔いのか？」

その結果、私は、

「いや、違うよ。コイは潔いわけではないと思う」

と返しました。しかし、探求心の強い彼は、私にさらに問いかけてきます。

「え、潔く立ち去っているよ。これを潔いと言わないの？　なぜ？」

当然の疑問です。確かに、コイはスーッと立ち去っています。

ただ、これが果たして潔いと言えるかどうか。そもそも、潔いとは何か。

私は考えながら彼に答え始めました。

「確かに〝恨んでいない〟という意味ならば〝潔い〟と言えるかもしれない。しかし、人の潔さとは決定的に違うことがある……」


さあ、私はどう答えたのでしょうか？

次の節では、私が彼に返した説明をご案内して、心の秘密に迫ってみましょう。

3

コイと人は何が違うのか？

最大の違いは「社会」

友人の「コイって潔いなあ」は、コイが人と同じ心を持っているなら大正解です。負けたコイは、悔しがることもなく立ち去っているのですから。しかし、コイは人と同じ心は持っていません。人とは違う生き方をしているので、違う心を持っているのです。

コイと人は何が違うのでしょうか？　この答えを見つけるために、コイとヒトの違いを考えてみましょう。

「許し、許される」ことを考えるだけなら、一見遠回りに見えるでしょうか？　いいえ、違います。潔くなりにくい人間と、潔い（ように見える）コイの違い……ここからその本質が見えてくるのです。私たちの旅の大事なパートになりますので、お付き合いくださいね。

結論から言うと、コイの脳はヒトの脳とは随分違います。心は脳の働きを基にしているので、当然のことながら、コイの心とヒトの心はかなり異なるのです。

まず、コイとヒトの最大の違いをご紹介しましょう。

コイとヒトは、もちろん水中で暮らすか、地上で暮らすかが異なっています。

ただ、心の違いにおいては、この差はさほど重要ではありません。

むしろ重要なのは、**社会を作っているか、いないか**です。

人の心と脳が進化した理由

人の脳と心は、社会に対応するために進化してきました。私たちのご先祖がサルになってから、ずっとこの進化を続けています。

社会が発展して複雑になるにつれて、脳も心もどんどん複雑になってきました。

だから、私たちの心はコイよりもずっと複雑です。


複雑な社会を生き抜くために、必要なことは何でしょうか？

おそらく私たちは皆、それなりに何かの締切やルール、規則などを忘れないことに労力を奪われていませんか？

社会で生きていくには、社会で必要なことを記憶しておかなくてはなりません。多くのことを覚えていなければならないのです。


また、私たちの作った社会は、「みんなが味方で助け合う」というシンプルなものではありません。不都合な真実かもしれませんが、「必ずどこかに敵がいる」という複雑な社会です。

だから、私たちは生きるために、「誰が敵で、誰が味方か」を記憶するように進化しました。この進化は、おそらくご先祖が社会を作ったかなり早い段階で始まったようで、かなり強力に記憶します。このために「恨み」という感情も持つようになりましたが、このことは第3章でもっと詳しくご案内します。

大事なことは、**私たちは「覚える動物」**だということです。私たちが誰かを「許せない！」と想った時に、その誰かのことが頭から離れない現象……第1章でご紹介した恐怖のルミネーションが起こるのも、このためなのです。

コイにも記憶はあるけれど

一方で、コイはどうでしょうか？　もちろん、コイにも記憶はあります。コイとして生きるために必要なことは、ちゃんと記憶しています。

ただ、コイの社会は至ってシンプルです。同じ池に住んでいて、エサが投げ込まれると一斉に同じ方向を目指しますが、エサがなくなるとまた散り散りです。

つまり、人のような社会を作っていないのです。それぞれに、1匹の自立したコイとしての命を全うするだけです。

したがって、コイ同士の敵味方の関係性や勝ち負けの区別を覚えていても、あまり意味がありません。少なくともコイの意識には敵味方もなければ、上下関係もありません。意識にないものを、覚えることはありません。

記憶は贅沢なものなのです

コイは、どうしてこうなったのでしょうか？　ヒトと、なぜこんなにも違うのでしょうか？

この答えを探るために、ここからは脳の進化の世界に寄り道しましょう。

実は、記憶とは贅沢なものなのです。

ちょっと難しくなりますが、記憶は脳細胞に情報を収納することで成り立っています。多くの情報を収納するには、多くの脳細胞が必要です。

マンションやアパートも、持ち物が多いと多くの収納スペースが必要ですよね。収納する物が増えると、部屋は手狭になります。それを解消するには、さらに広いスペースが必要になります。

同様に、多くの情報を記憶するには、多くの脳細胞が必要になります。

持ち物を増やすには、収納スペースを広げるしかないように、記憶量を増やすには、脳細胞を増やすしかないのです。

脳が小さいほうが生き残りやすい？

ただ、脳細胞は非常に多くのエネルギーを消費する細胞です。

人間の場合、体重の約２％が脳ですが、私たちの基礎代謝（生命維持に必要なエネルギー消費）の40％は、脳の維持のために使われているのです。大きな脳を持つということは、贅沢なことなのです。

一般的に、進化とは「脳が大きくなること」と考えられていますね。読者のみなさんも、そう思われている方が多いかもしれません。

しかし、脳を大きくさせた私たち「人類」とは逆に、脳を極限まで小さくさせる進化をした哺乳類もいます。代表的な例がアリクイです。

アリクイは、文字通りアリを食べています。アリをどれだけ食べても、カロリーはたかが知れています。そこで、アリクイは消費するエネルギーを抑えるために、脳を極限まで小さくしました。こうすることで、ローカロリーなアリ食生活でも生き残ってきたのです。

人類の脳も小さくなった?

一方で、私たち人類は「脳を大きくして扱える情報量を増やす」という進化をしました。脳が大きくなり、エネルギー消費が増えるとともに、農耕や牧畜などで、生産性の高い生き方を身に着けました。

必要なエネルギーは増えるけれども、さらに多くのエネルギーを得られるようになったので、生き残っているのです。

仮に私たちのご先祖の主食がアリだったら……、脳が必要とするエネルギーをまかない切れず、餓死してしまったことでしょう。

アリクイの暮らしにはアリクイの暮らしに応じた情報量があり、その情報量に応じた記憶や脳の大きさがあるのです。

実は、私たち人類も、この1万年で脳がスリム化したことがわかっています。1万年前の人類のほうが、今の私たちより脳そのものは大きかったのです。

もちろん、単純な大きさだけで知力が変わるわけではありませんから、1万年前の人類のほうが私たちより知的に優秀だったということにはなりません。

100年くらい前まで、人類の主な死因は餓死でした。なので、不要な脳をリストラして効率化したのでしょうね。

ここまで、心と脳の旅を通して、コイと人の違いを考えてみました。

次の節では、「コイは潔いのか?」の答えを探りましょう。

4

コイの「覚えない生き方」は幸せなのか？

コイに人の記憶力はいらない

記憶できる量は、脳の大きさで決まります。そして、脳の大きさは、その暮らしの中で必要な情報量で決まります。

人として複雑な社会を作っていると、多くの情報が必要です。したがって、大きな脳になり、優れた記憶力を持つことになったのです。

しかし、コイは複雑な社会を作っていません。脳細胞を豊かにして優れた記憶力を持ったとしても、無駄になります。

必要なカロリーをいたずらに増やしても、餓死のリスクを高めるだけですから、記憶の容量は私たちよりずっと少なくなっています。

「コイとして生きる」上で無駄なものを覚えておく余裕はありません。貴重な記憶は、「どいつにエサを取られたか」を覚えるのではなく、「次にエサを獲得できるチャンスを増やす」ために使うのです。つまり、記憶の収納スペースを大事に使っているのです。

コイは覚えていないいだけだった!?

つまり、エサを取りそこねたコイであっても、「自分のエサをぶん取った敵」のことを、ほぼ覚えていないのです。エサを取られても、すぐに忘れて泳ぎ去るのはそのためです。だから「潔く」見えるのです。


さて、友人の「なぜ?」の問いかけに戻りましょう。

私はここまでご紹介してきたことを踏まえて、

「コイは潔いわけじゃない、覚えていないだけなんだよ」

と答えました。

この友人は、ライターだけあって、何でももっと深く聞こうとします。

この後は「なぜ、覚えていないと言い切れるのか?」という問答が始まりましたが、この疑問については、「コイの脳には、そんなことに貴重な記憶を使う余裕はない」という説明で納得しました。


ただ、私たちの間には、次の疑問が浮かびました。

忘れるコイと覚える人、どちらが幸せなのだろうかと……。

コイのように生きてみる?

「コイは潔いのか?」の結論は、「コイはあまり覚えていない。だから拘らない」とまとめることができました。

では、果たしてコイは、拘らないことで幸せなのでしょうか?

みなさんは、コイの話を聞いてどう感じましたか? コイが羨ましいと思いましたか? それとも、競争に負けてエサを横取りされたことさえも覚えていないなんて、気の毒だと思いましたか？　コイのように生きることが果たして幸せなのか、考えてみましょう。

もし、あなたが「許せない」という思いを持て余して、あるいは恨みに囚われて苦しくなっているという状況なら、コイをお手本にするのも一つの方法です。覚えていなければ、「許せない」という想いに悩まされることはありません。

私たちは、コイとして生きることはできません。ただ、同じように「拘らずに生きる」という生き方を貫くことはできるかもしれません。

私は、この生き方も、ある意味で素晴らしいと思います。忘れてしまえば楽だからです。

近年の心理療法では、「マインドフルネス」と言われるアプローチです。

このアプローチには、この先の旅でまた訪れることになりますので、ここでは名前だけのご紹介にしておきます。

さしあたり、友人のライターが羨ましがったように、「〝コイのように生きる〟も悪いことではないかもしれない」と覚えておいてください。

つまり、「コイは幸せなのか?」の問いには、「コイは、コイなりに幸せなのだ」と答えることができるでしょう。

コイの「溜め込まない生き方」は万能なのか?

「コイのように生きる」……、これはこれで幸せなようですし、「コイって潔いな〜」と羨ましがった友人の感性は、ある意味で素晴らしいものです。

ただ、コイは潔いのではなく、覚えていないだけです。

一方で、私たち人は覚える動物です。

心に無駄はありませんから、私たちも、無駄に覚えるようになったわけではありません。

なぜ、覚えるようになったのでしょうか?

次の節では、このことについて考えてみましょう。

5 人はなぜ溜め込む動物になったのか？

溜め込まない生き方にはどんな限界があるのか？

突然ですが、恐竜時代に遡り、コイと同じように溜め込まない生き方をしていた、地上最大の肉食恐竜をご紹介します。

それは、スピノサウルスです。

恐竜界のスーパースター、ティラノサウルスを超える15メートルの巨体を誇る、地上最大の捕食者（プレデター）です。8メートルの巨大ノコギリエイを、好んで食べていたとされています。15メートルが8メートルを食らう……、想像するだけで圧巻ですね。

さらに驚くことがあります。

エサが豊かな季節。スピノサウルスは、捕食したノコギリエイを一口だけ食べては捨てていたというのです。何ともったいない！

溜め込まない生き方をしているスピノサウルスには、「大事に食べる」という発想がなかったようです。大好きな狩りをして、好きなだけ食べて、また大好きな狩りをして……。さぞ楽しかったことでしょう。

ただ、乾季には、河が干上がり、エサになる魚がいなくなると、もう狩りもできません。地上最大の肉食恐竜という栄冠も虚しく、ただただ、ひもじい思いをしていたわけです。餓死することも、少なくなかったようです。

これが、溜め込まない生き方の限界です。

溜め込まなくても、いい時はいい。しかし、悪い時は悪いのです。

アリとキリギリスのお話と似ていますね。でも、これはおとぎ話でフィクションです。本当のキリギリスは決して怠け者ではなく、キリギリスなりに勤勉に生きています。そもそも、昆虫は本能によるプログラムで動くので、怠けません。

でも、スピノサウルスのお話は本当です。そこから、溜め込まない生き方の限界が見えてきました。

社会とは資源を溜め込むシステム

一方で、人は溜め込む生き方をしています。人とコイの最大の違いは社会を作るか作らないかである、とご案内しました。

社会とは、人が生きるために有用な資源を溜め込むシステムなのです。

ちょっと想像してみてください。食料を溜め込み、燃料を溜め込み、生活空間を作る資材を溜め込み……。現代社会では、それぞれの専門業者がやっていることですので、私たちは普段はあまり意識しません。

でも、社会のどこかには、必ずこれらが溜め込まれています。だから、私たちは困らずに暮らせるのです。

溜め込む生き方の恩恵は何か？

人は、経済と流通という仕組みを作り、資源が必要な人に届くシステムも作りました。経済をよりスムーズにするために、お金という半永久的な資源との引き換えツールを発明し、自分が今使わない資源は、その引き換えツールに交換できます。

こうして、資源が必要な時のために、溜め込めるようになりました。

私たちがお金を稼ぐのも貯金をするのも、必要な時に、社会が溜め込んでいる資源をいただくためです。

そして、そのおかげで「いい時、悪い時」の差をなくすことに成功しました。

つまり、私たちは、コイやスピノサウルスの「溜め込まない生き方」の限界を超えたのです。

「溜め込む生き方」で、悪い時でも餓死することはなくなったのです！

私たちは、溜め込む生き方の恩恵に与りながら、現代社会を生きているのです。

溜め込む心と脳

人は、いつからこのような生き方を始めたのでしょうか？　これは、もう人類史の話になります。

文明という意味では、エジプトでは7000年前から、黄河文明は9000年前からと言われていますが、ホモ・サピエンスの誕生は約20万年前です。アフリカで誕生した人類の最果ての地の一つと言われている日本列島でも、3万7000年前くらいには旧石器時代人が暮らしていました。

この中で、いつから溜め込む生き方が始まったのか、はっきりとはわかりません。ただ、溜め込む生き方は、少なくとも何万年も続いていると考えられます。

心も脳も、生き方に合わせて進化します。何万年もの時間をかけて、私たちの心も、脳も、そして記憶も、すべては溜め込む生き方に合わせて最適化されてきたのです。私たちの心と脳は、溜め込むために進化してきたのです。

だから、情報も溜め込むようになり、記憶力が優れるという進化をしてきたのです。

溜め込むことで幸せになれたのだろうか？

溜め込むことで、私たちは餓死のリスクを減らすことができました。
そして、溜め込むための心と脳を進化させてきたのです。
しかし、これで私たちは幸せになれたのでしょうか？
次の節で、このことについて考えてみましょう。

6 私たちは幸せになれたのだろうか？

人はなぜ「覚えてしまう」のか？

ここで、豊かな記憶という贅沢なものを思い出してください。

人の生き方は、コイやスピノサウルスとは全く違います。溜め込まない生き方をしているコイやスピノサウルスは、記憶も溜め込む必要がないのです。

しかし、私たちはどこに何が溜め込まれているのか、覚えておかなければなりません。そして、私たちが何を失ったのかも、覚えなくてはなりません。さらに、お金と資源の引き替えのルールも覚えなければなりません。

この他、社会を作って生きるためには、覚えることが本当にたくさんあります。

有益な何かを得たこと、そして失ったこと、これらをしっかりと覚えておかなくては、溜め込む生き方はできません。そこで、非常に優れた記憶力を持つことになりました。

だから、私たちは覚えるのです。

たとえ、それが嫌なことであっても、覚えなくては人として生き残れないのです。その結果、許せない想いも、許せない相手も、恨みも妬みも、私たちはすべて溜め込むように作られてきました。これが、私たち人間の宿命なのです。

潔くなれないのは人の本質なのか？

私たちは、覚えてしまうように作られています。コイやスピノサウルスとは違うのです。複雑な社会を生き抜くために、自分が何を得てきたのか、何を逃してきたのか、そして誰が自分に何を与え、何を奪ったのかもしっかりと覚えます。

よく、「食い物の恨みは怖い」と言いますよね。これは、私たちがよく覚える生き物だから起こることです。

もう失わないために、誰が私たちから大切な何かを奪うリスクがあるのか、忘れないようにできているのです。

ここで覚えておいていただきたいのは、これが人の本質の一つ、ということです。人としての生き方をしている間は、いつでも「潔く」「拘らない」というわけにはいかないのです。

江戸っ子はなぜ宵越しの銭がいらなかったのか？

ここで再び友人のライターの話に戻りましょう。

彼はいわゆる「江戸っ子」です。

江戸っ子と言えば、「宵越しの銭は持たねえ」が有名ですよね。溜め込む生き方とは真逆です。なぜ、これができたのでしょうか？

まず、「お江戸」は仕事にあふれていました。町民は日銭を使い切っても、またすぐに稼げるのです。

また、街そのものが火事で消失することを前提に作られていて、「溜め込む」ための街ではなかったのです。

現代社会は「溜め込む」が前提の社会です。なので、彼も「宵越しの銭は……」とまではいきません。ですが、貪欲に溜め込むタイプではなく、むしろ、「溜め込む生き方」に反旗を翻して生きているような人です。

その彼であっても、「コイは潔い」と羨ましがるのです。

彼は彼で、人の宿命として、何かを溜め込んでいるのかもしれません。

フリーランスは残念なのか?

少し、彼の生き方をご紹介しましょう。

彼は20代前半にライターになってから、ほぼずっとフリーランスです。約30年も組織に属さずに、実力で勝負してきた人です。これはこれですごいことです。

ただ、フリーランスには自由はありますが、組織という後ろ盾がありません。なので、時に理不尽な扱いを受けることもあります。

実は私も、30歳を超えるまでは、社会的にはフリーの心理学者でした。学術団体には籍を置いていたので、アカデミックなコミュニティのメンバーではありましたが、社会でお仕事をいただく時などは、フリーランスの立場でした。

フリーランスの働き方では、何かの仕事をするなら他の仕事を断らなければなりません。たとえば年単位の仕事を頼まれてお引き受けしたら、他の仕事をお断りします。しかし、その後で先方の都合でキャンセルになることもありました。

他には、仕事の継続を打診されてお引き受けした後に、報酬の減額を提示されることもありました。いずれも法的には瑕疵がない範囲なのでやむを得ないのですが……。

当時は、「これがフリーというもの」と納得はしていましたが、やはり内面では残念な想いを経験しました。

フリーランスの美学

ただ、終わった案件にしがみつくのは、フリーランスの美学ではありません。次を狙うのが、美学であり矜持です。

つまり、フリーランスで生きるには、失ったチャンスに拘るのは有用でないことがあります。次のチャンスを狙うことを考えるほうが、生き残りやすいからです。

まるで、エサを横取りされたコイのように、私も「次、次！」と切り替えて生きてきました。

ライターの友人も、そうやって長年生き残ってきたベテランです。フリーランスという立場で理不尽な思いもしてきたはずですが、拘らずに多くのチャンスを得て、今も活躍中です。

私は、彼は人としては極めて潔いほうだと思っています。

しかし、その彼が、「コイって潔いな〜」と、しみじみと羨ましがったのです。

実はここに、人としての本質、そして「許し、許される」ことへの重要なヒントがあります。詳しくは第４章で紹介します。

ここで読者のみなさんに確認していただきたいのは、極めて潔い人であってもコイほどには潔くなれない……、それが人の本質だということです。

人は溜め込むものなので、ロス（損失）には拘るのです。

人は溜め込むもの、と知りましょう

コイは溜め込まない生き方をしています。エサを横取りされた記憶さえも、ほとんど溜め込みません。次のエサを求めて立ち去るだけです。

一方で、人は溜め込む生き方をしてきました。

その生き方に合わせて心も脳も進化させてきましたので、たとえば何かを横取りされたら、そのロスの体験を深く心に刻みます。恨みを記憶に溜め込むのです。

人の「許せない、許されない」がどこから生まれているのか、ここまでの旅でおわかりいただけたと思います。

私たちは、なぜ「許せない、許されない」に陥るのか……、それは人が「覚える生

き物」として進化してきたからなのです。

そして、どんなに潔い人でも、覚えないことは無理なのです。

溜め込む私たちは幸せになれるのでしょうか？

さらに私たちの記憶に刻み込まれることは、実はかなり特殊なのです。このことにも人の本質が表れています。私たちの記憶は、私たちに何を覚えさせようとするのでしょうか？

一つだけ、はっきり言えることがあります。

溜め込まないコイの生き方は、これはこれで幸せで、近年の心理療法で注目されているマインドフルネスに近いものです。

しかし、私たちは記憶を溜め込む動物で、覚えてしまう生き物です。コイと同じ幸せは、私たちにはありえないのです。

でも、想いを溜め込んでしまう私たちには、私たちなりの幸せがあります。

コイと同じ幸せはありえませんが、コイのように拘らない幸せはありえるのです。これこそ、本当の「潔い生き方」です。

ここにたどり着くためには、どうしたら良いのでしょうか？

第2章では、私たちは「溜め込む動物である」ことを知っていただきました。

幸せにたどり着くために、次の章では、私たちの心が「何のために何を溜め込むのか？」、この答えを求める旅に出かけましょう。

繰り返しになりますが、心に無駄はありません。溜め込んでいる恨みも、憤りも、すべて意味があるからそうしているのです。この意味を知ることで、私たちは「人としての幸せな生き方」にたどり着くことができるのです。

さあ、心の秘密、人の本質を巡る旅、次のステージへと、進んでいきましょう。

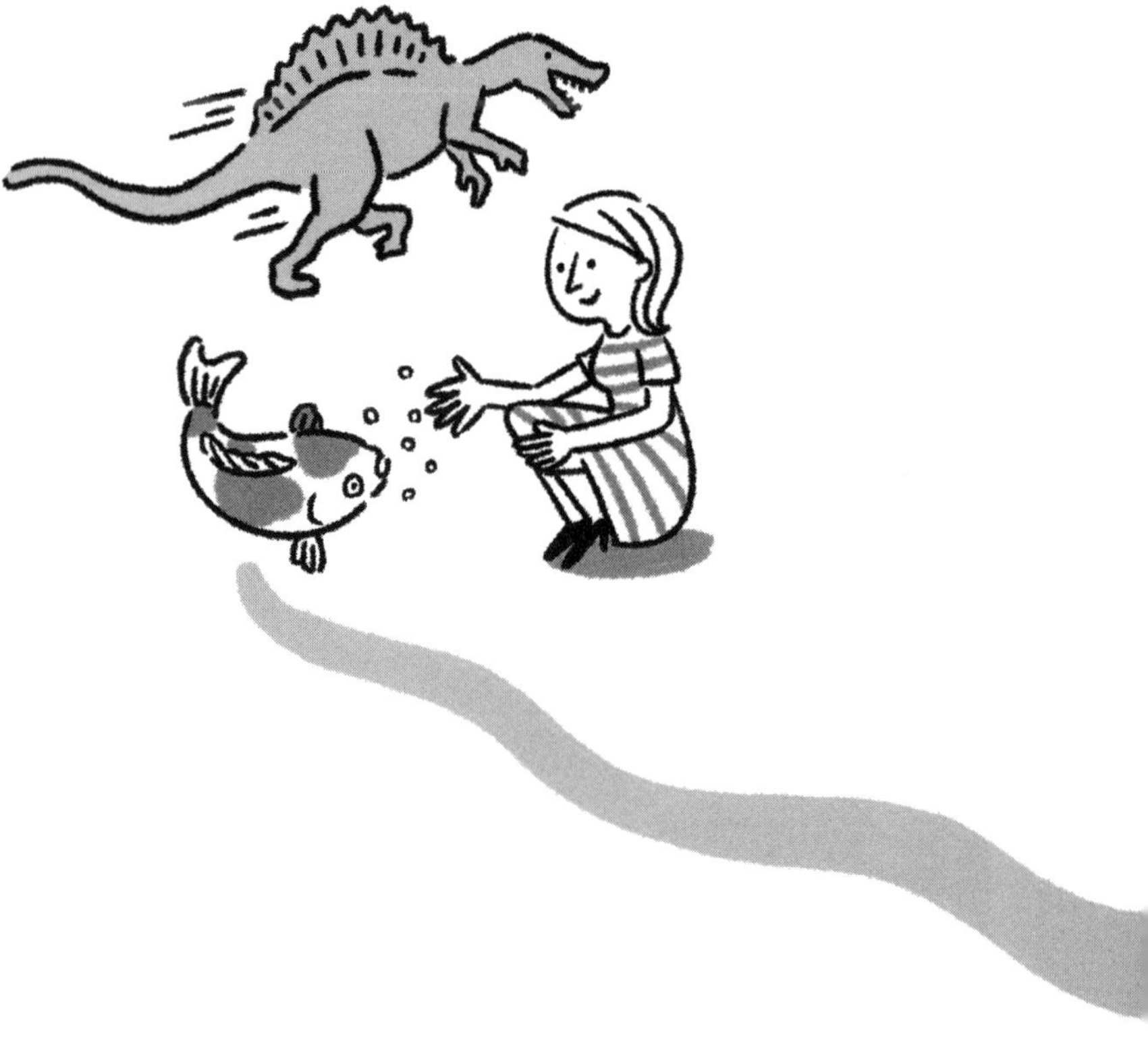

第3章

人は愚かな生き物なのか？

あなたは同窓会に行きますか？

同窓会アンケート

突然ですが、あなたに質問です。

同窓会に誘われました。あなたなら、参加しますか？


唐突にこのような質問をしてすみません。

ニッポン放送が番組リスナーに行ったアンケートでは、誘われた人の約3分の2が、同窓会には「行かない」そうです。

行かない理由はさまざまなようですが、「学校時代のことは忘れたい」、「自分が〝リア充〟だったら行ける」、などのコメントを寄せる方が目立ったようです。

なぜ、こうなるのでしょうか？

この答えは、この章でご一緒する旅の中で明らかになりますが、その一端だけご紹介します。

学生時代は、誰もがいい思い出ばかり……というわけではありません。私にも、ストレスでしかない思い出が、それなりにあります。

学校は、子どもにストレスを与えることで、子どもを成長させる仕組みになっている……などと言うと、教育評論家に叱られそうですね。ですが、実態としてはそうなっているのです。

どのようなストレスを与えているのかは、後ほどご紹介しますが、「ストレスにしかならない思い出」の中に、私たちが次に知るべき人の本質が隠されています。

人の本質とは何か？

私たちの人の本質を探る旅、第2章ではコイや恐竜との比較の中で、人の「溜め込む生き方」のメリットとデメリットを知っていただきました。

そして、第1章では「許せない」は心が自由であることを示す価値ある想いであることを、知っていただきました。

ただ、価値があっても、「許せない」に囚われると苦しくなります。苦しくなるのに「許せない」想いを記憶する、溜め込む、そしてなかなか潔くなれない……、これはどうしてなのでしょうか？　人は何を溜め込んでいるのでしょう？

この章では、この疑問への答えを探る旅へと参りましょう。

この旅はちょっと怖いかもしれません

この旅は、ちょっと怖い旅になるかもしれません。

なぜなら、あなたが目を背けてきたあなた自身の本質とも、向き合うことになるかもしれないからです。


同窓会アンケートのお話、あなたは読んでみてどのような気持ちになりましたか？

「へえ、そうなんだ～」と軽く読み流せましたか？　もしそうなら、今のところはそこまで怖い旅とは思わないかもしれません。

もちろん、第3章は学校時代に旅するだけではないのですが、学校は脳の発達がアンバランスな人同士が集まる場所です。気持ちのぶつかり合いやすれ違い、人間関係の摩擦があたりまえのようにありえる場所です。

古くから人格形成の人事な時期と言われるのは、それなりにストレスフルな場だからです。

もし、あなたに今のところは学校時代に悪いイメージがないなら、この旅はあなたの知らない学校の世界を知る旅になるでしょう。あなたの知らない世界から、人の本質を感じ取ってください。

一方で、同窓会のお話で少し動揺したとしたら、すでにちょっと怖い旅になっているかもしれません。この旅の中で、あなたの敏感なところが刺激されるかもしれないからです。

でも、大丈夫です。私はこの本を読み進めてくれるあなたを尊敬しています。

決して、あなたをイタズラに傷つけることはしません。良薬は口に苦し……と言いますよね。苦いからこそ、効くものもあるのです。

ちょっと怖い思いをするとしても、それは旅先でホーンテッドハウス（お化け屋敷）に入るようなものです。

いつもと違う刺激を受けると、いつもと違う心が動き始めます。そうすることで、心の中の何かが変わります。その変化が、あなたに何かをもたらします。

「許せない」の正体に迫る旅

この旅についてもう少し言葉を足すなら、国民的人気マンガ「ドラえもん」に描かれている人間模様の本当の怖さを知るようなもの、と言えます。

なので、この章では、随所にドラえもんのキャラがたとえで登場します。

仮に、あなたが背を向けてきた何かに向き合って怖い想いをしたとしても、必ず私が守ります。

そして、あなたは怖い想いをした分だけ、自分自身を許せるようになっています。人を許せるようになっています。

許すためにどうすればいいのか、この旅をする前よりわかりやすくなっていると思います。

だから、ちょっとの怖い想いも「許し、許される力」を身につけるためには必要なことと思ってください。

心に無駄はありません。たとえ苦しくても、「許せない」を覚えることも、恨みを溜め込むことも、必ず意味があることなのです。

この章では、私たちが心に溜め込む「許せない」の正体を探りましょう。

読み終えた時には、「なんだ、そんなことが許せなかったのか……」という気持ちにたどり着けるでしょう。

では、ご一緒に進みましょう。

2

人と犬が友だちになれるワケ

犬と猫の世界に寄り道をしましょう

本格的に旅に入る前に、ちょっと寄り道をさせてください。

この章には、「ドラえもん」のキャラが出てくるとお伝えしました。ドラえもんと言えば、猫型ロボットですよね。

あなたは、猫はお好きですか？

大好きな方、嫌いな方、好みはさまざまだと思いますが、猫に癒される人は多いですね。特に子猫の愛らしい姿は、多くの人を癒してくれるようです。

猫と犬は、ご主人への関わり方が大きく違います。

もともと孤独な狩猟動物だった猫は、気まぐれにご主人に関わります。そして、いつでも自信に満ち溢れていて、ご主人に媚びることはほとんどありません。

その一方で愛着は深く、ゴロゴロと甘えてきたりします。気まぐれと甘え……このギャップが多くの人を惹きつけます。

犬は縦社会の生き物

一方で、犬はどうでしょうか？

ご主人に対する態度は猫と真逆です。

ご主人は絶対君主。もともと、縦社会を作って組織的な狩猟をする動物ですから、ご主人を組織のリーダーとみなせば、驚くほど忠実です。

そして、常に自分がご主人に注目されていないと嫌がります。

なぜなら、縦社会では、リーダーに無視されると生きていけません。そこで、孤独が苦手になるように進化しました。長く放って置かれると、元気がなくなります。

猫は猫なりに社会を作っていますが、人や犬の作る社会とは大きく違います。

猫の社会では、人や犬に比べて上下関係が弱いのです。

一方で、私たち人や犬は、かなり強い上下関係を持ちます。

そのため、社会性について、よく似た心と脳を持つと言われています。

人と犬の「平行進化」とは何か？

人と犬のご先祖は、縦社会を作る前に分離しています。

しかし、よく似た構造の社会を生きてきたので、心と脳の一部が似てきたのです。

コイの話の時も「社会」が大事とお伝えしましたが、心と脳を進化させるのは社会なのです。

もちろん、人と犬は進化のラインが違います。

つまり、遺伝的な連続性がないのです。

それなのに、よく似た構造を持つことが時々あって、これを平行進化と言います。

人と犬は平行進化のおかげで心がつながり、友達になれるのです。

ここで読者のみなさんに知っていただきたかったことは、**私たちは縦社会を生きているということです。**

私たち人間は上下関係のある社会を作り、縦社会を何万年も生きてきました。

その中で「上下関係」、言い換えれば「勝ち負けのある関係」を生き抜くための、心と脳を進化させてきたのです。

勝ち負けのある関係

さて、ちょっと怖い旅かもしれません……、と言いながら、早速寄り道していただいて失礼しました。

この寄り道で大事なことは、人は「勝ち負けのある関係」の中で心と脳を進化させてきたと、知っていただくことでした。

そして、同じような進化をした仲間がいることも、お知らせしました。

縦社会という意味では、よく似た社会を生きている仲間は犬でしたね。人と犬は「心の友」になれるくらい、似たところがあります。

しかし、犬は人ほど複雑な社会を作っているわけではありません。

犬の社会の勝ち負けは、ある意味でシンプルです。

犬は、「負けた」と思えば、相手をボスとして従順になり、保護と愛情を求めます。

まさに「忠誠の極み」と言えるほどです。

この姿は、「〇〇の犬！」などと人を蔑《さげす》むたとえで使われることもありますが、その忠実さが感動を呼ぶことも多くあります。

勝ち負けが入り乱れる人の社会

しかし、人の社会の勝ち負けは、もっと複雑です。

「これでは自分が勝っている、しかしあれでは自分が負けている……」ということが多いですよね。

ここで、相手が勝っているところを尊重し合えたら、お互いにリスペクトし合える、平和で素敵な社会が実現することでしょう。


私自身は、お互いに尊重し合える社会を目指して心理科学者をやっています。

ただ、読者のみなさんもお察しのことと思いますが、これは簡単なことではありません。

なぜ、難しくなるのでしょうか?

次の節で、その理由を知るための旅路を進めましょう。

3 なぜ、ジャイアンとスネ夫はのび太をバカにするのか？

人は批判したい生き物？

私たちは非常にハイレベルな心と脳を持っています。心と脳が適切に機能すれば、お互いに相手の優れているところを称え合うことも可能です。私がお互いに尊重し合える社会を目指すのは、人の心と脳のメカニズム的に、実現可能だからです。

しかし、現実はそう簡単でもスムーズでもありません。人の実態としては、逆にお互いに非難し合うということが多いと思いませんか？

ケンカになるだけですので、普段はお互いにそのような言葉は口には出さないでしょうが……。

ただ、試しに居酒屋など、みなさんが本音で語り合う場に出向いてみてください。そこで聞き耳を立てると、何が聞こえてくるでしょうか？

あまり長時間の聞き耳は悪趣味なのでオススメしませんが、誰かが誰かを批評する熱弁が耳に入ってくることが、少なくないでしょう。

また、子どもの頃、おじいさん、おばあさん、またはそのお友達の中に、「○○は……だからダメ、□□は……だからダメ」と、すべてを一刀両断にする人はいませんでしたか？　歳を取ると見識が重なって、物事の善悪がよくわかるようになることがあります。ただ、これをむやみに口にすると、誰かが傷つきます。

人は、誰かを非難することで自分の価値を確認したいという、「優越欲求」を持っているのです。そして、歳を取ると「ガマン」が苦手になることも心理学ではよく知られていて、「ダメ！」と思うと、「ガマンして言わない」が難しい高齢者も少なくないようです。

劣等感×優越欲求

気まずくなるのでほとんどの人が黙っていますが、実は人の心には「人を見下したい」という欲求も備わっているのです。

なので、社会心理学で「社会的比較」と言われる現象が生じます。

社会的比較とは、無意識に、常に自分を誰かと比較することです。

「ドラえもん」のジャイアンとスネ夫は、よくのび太をバカにしますよね。実はこれも、優越欲求を満たすためです。

のび太を見下すという社会的比較で、いい気になっているのです。

一方で、比較の結果、自分が人より劣っていると感じると不快になります。

この不快が、いわゆる「劣等感」です。

劣等感にさいなまれると、それを諦めて受け入れない限り、優越欲求との矛盾で苦しくなります。

素直に尊敬できれば劣等感を卒業できる？

この苦しさを脱する手段は、二つしかありません。

一つは相手を尊敬することです。これができれば、劣等感は他の感情に変わります。


このメカニズムについては、後で詳しくご紹介します。


ただ、劣等感を与えられるのは苦しいことです。

たとえば、のび太くんは、超優等生で超いいヤツの出来杉くんを、素直に尊敬できるでしょうか？

出来杉くんは、現代社会における価値観では、圧倒的にのび太くんよりも優れています。「ドラえもん」をご存じの方なら、のび太くんの出来杉くんを妬む気持ちも、よくご存じですよね。

劣等感を感じさせるということは、心の中では自分に苦痛を与えているのと同じです。苦痛を与える存在だから、「敵」になります。

敵なのですから、攻撃したくなります。

私たちは、自分が負けているとわかっても、素直に相手を尊敬できないことが多いのです。

のび太くんは出木杉くんを尊敬できるのだろうか？

出木杉くんは、作品中での存在感は大きいのですが、出番は意外と少ないですよね。なぜ、少ないのでしょうか。

私は、出来杉くんの出番が多いと、のび太くんがますます惨めになるからだと解釈しています。

のび太くんの出来杉くんに対する感情を一言で表すとしたら、「悔しい」に尽きるでしょう。

「悔しい」には心の痛みが伴います。そして、この心の痛みを乗り越える手段が、まだ幼いのび太くんにはないのです。「潔く」なれないのです。

このようなのび太くんを描くと、悲壮感が強くなりすぎますから、私には、出木杉くんの出番が少ないのけ、そのせいではないかと思われるのです。

優れた人を素直に尊敬できれば清々しくなれるのですが、難しいこともあります。では、誰かを素直に尊敬できない時に、どのような手立てがあるのでしょうか？

次の節では、このテーマでご案内しましょう。

4

「誰かを落とせば自分が上がる」とアメリカ大統領選挙

劣等感を与えるヤツは敵である？

前の節でご紹介したように、私たちは劣等感という苦痛を与える存在を、「敵」のように認識してしまいます。敵なので、素直に尊敬するわけにはいきません。このまま負け続けると、自分がますます脅かされるリスクがあるからです。

しかし、相手を滅ぼすわけにもいきません。敵を殲滅できないのですから、苦痛はエンドレスに続きます。素直に尊敬できないとしたら、この苦痛を脱するための二つ目の手段が必要です。

私たちは、どのように苦痛を脱することができるのでしょうか？

その答えは、私たちの社会的価値についての、ある法則に見出すことができます。

その法則とは、「誰かを落とせば、自分が上がる」という法則です。

価値というものは、絶対的なものではありません。私たちの脳が作り出す、幻想です。

特に社会的価値は、「サルの脳」と呼ばれるランク付けを求める脳が作り出すもので、誰かの価値を下げれば、相対的に自分の価値が上がります。

選挙とは価値下げ争い？

「誰かを落とせば自分が上がる」の法則が、最もストレートに出てくる社会的なイベントがあります。それは、政治家の選挙です。

選挙は、有権者のサルの脳の操作で結果が決まります。サルの脳が、「より価値が高い」と価値付けした人に票が集まるからです。

そして、政治家は選挙で選ばれなければ、政治家として活躍できなくなります。

まさに、政治家と政治家の存在をかけた、有権者のサルの脳の操作バトルが行われるのです。

操作の手段として、「公約」で自分の価値をアピールするのが第一の手段です。ですが、これだけではないですよね。

みなさんがこれまで見てきた選挙では、いかがだったでしょうか？ 候補者たちが、お互いに牽制し合うのを見たことはありませんか？

「誰かを落とせば自分が上がる」の法則に基づいた、相互に価値を下げ合うバトルを見たことはありませんか？

アメリカ大統領選挙のネガティブキャンペーン

このことをよく知るために、この法則が最もストレートに出やすいと言われているイベントへと、私たちの旅路を進めてみましょう。

そのイベントとは、アメリカ大統領選挙です。

アメリカ大統領選挙では、伝統的に「ネガティブキャンペーン」という、価値下げバトルが行われています。有権者へのアピール方法の一つとして、すでに「名物」です。一つのアメリカを象徴する文化になっていると言ってもいいでしょう。

これはライバルの候補者の「あれがダメだ、これがダメだ！」をストレートに主張して自分の価値を上げる戦略です。

有名なものとしては、2016年の民主党ヒラリー・クリントン氏と共和党ドナルド・トランプ氏、両候補のネガティブキャンペーンがあります。

この選挙では、ヒラリー氏とトランプ氏の罵り合いが話題になりました。内容は全く政策とは無関係です。クリントン氏はトランプ氏を「無知」と断じ、トランプ氏はクリントン氏を「ウソつき」とやり返す……。

何だか、子どものケンカのようなやり取りです。国を左右する大統領選挙で、このやり取りに説得力があったかは疑問です。

ですが、相手に悪いイメージを与えることで相対的に自分の価値を上げることを狙い、お互いに必死でした。

結果はトランプ氏の勝利。私には「無知」より「ウソつき」のほうが罪深く感じられます。ウソつきな政治家は、国民にとって危険です。したがって、この結果は罵り合いバトルの結果と考えて間違いではないでしょう。

この他には、1964年の大統領選挙でのネガティブキャンペーンが有名です。当時は、東西冷戦の最中でした。現職大統領の最大のライバルは、旧ソ連への強硬策を唱えて支持を集めていた候補者でした。

そこで現職大統領陣営は、少女の声が核ミサイルの発射音と爆発でかき消される……というショッキングなTVコマーシャルを流しました。旧ソ連への強硬策を取るとこうなるぞ……と恐怖をアピールしたわけです。

結果、その候補は大敗し、現職大統領は再選を果たしたのです。

「誰かを落とせば自分が上がる」は強力な法則

アメリカ大統領選挙と言えば、世界が影響を受ける重大な社会的イベントです。

その結果が、「誰かを落とせば自分が上がる」という法則で左右されるのですから、非常に強力な法則だと言えるでしょう。

したがって、この法則は私たちの心にも大きな影響を与えています。

劣等感という苦痛を脱するもう一つの手段……。

もうおわかりですよね。

劣等感を与える相手の価値を、思いっきり下げれば良いのです。

次の節では、相手の価値を下げることの効果について、詳しく探ってみましょう。

5

ジャイアンやスネ夫も劣等感の塊かもしれない？

のび太くんは自己愛性パーソナリティ？

私は、大学の授業で「ドラえもん」をよく取り上げます。

のび太くん、スネ夫、ジャイアン、みんなこのキャラのままで大人になったら、自己愛性パーソナリティと言われる状態に近いからです。

なお、心理学では、物事の感じ方や行動の仕方の個性をパーソナリティと呼びます。

3人の共通点は、幻想に浸ってご満悦になるところで、ジャイアンは「自分の歌にみんながうっとり」、スネ夫は「僕、カッコいい」、のび太くんは「みんなを助けて尊敬される」……。内容は違いますが、「自分は素晴らしい！」という幻想を持つところは同じです。

このパーソナリティにも、いくつかサブタイプがあり、3人はそれぞれ違います。のび太くんは、誰にも邪魔されない特技（あやとり）や空想で自己愛を満たす、害のない可愛いタイプです。

ジャイアンは強引で威張り散らし、周りに苦痛を与えても平気です。かなり悪質なタイプです。

スネ夫は誰かを馬鹿にして優越感に浸るので、のび太くんに対してもそのような行為が目立ちます。

大人になってこのままだったら、3人ともかなり心配です。ですが、まだ子どもなので、そこまで深刻には見えません。3人が大人になった時のエピソードでは、特徴はそのままですが、丸くなっていたので、大丈夫でしょう。

「ドラえもん」は気持ち悪い？

さて、のび太くん、ジャイアン、スネ夫のパーソナリティを紹介しました。

「ドラえもん」は、このような3人の「自尊心（社会的価値）の奪い合い」が描かれているマンガだったのです。あなたはこのような人間関係を、どう思いますか？

このことを学生に紹介したところ、ある学生から〝「ドラえもん」は何となく気持ち悪いと思っていましたが、理由がわかりました〟というコメントを寄せられました。

このような自尊心の奪い合いバトルはある意味で面白く、爽快感を感じる方もいます。しかし、人間関係の考え方次第では、「気持ち悪い」と感じる方もいるようです。

ジャイアンやスネ夫がのび太くんをいじめるのは出木杉くんのせいだった？

「ドラえもん」のＴＶシリーズのお話は、概ねジャイアンやスネ夫がのび太くんをからかったりいじめたりするところから始まります。ジャイアンやスネ夫は、どうしてこのようなことをするのでしょうか？

成人後のパーソナリティは、持って生まれた個性の影響が強くなります。でも、子ども時代は環境や立場の影響が強いのです。あまり描かれませんが、ジャイアンもスネ夫も学校では優等生ではありませんよね。二人とも、たとえば出木杉くんに対して、のび太くんと同じように劣等感を持たされているのかもしれません。

日本の高校までの教育は、同学年を競わせるシステムで、競争で成長を促そうというものです。

1990年代は上位7%が「評定5」、次の24%が「評定4」……と決められていました。今はこのルールは撤廃されたようですが、大学や高校の入試は、今でも相対評価です。

ジャイアンやスネ夫も、学校の中で劣等感を持つ側なのかもしれません。出木杉くんと比べられると、二人ともどうにもできないわけですから。

劣等感が攻撃に変わる時

劣等感を与えられるのは苦痛なので、与える相手は「敵」になることはすでにお伝えしました。敵の存在を感じると、当然ながら脳の中では攻撃の本能が発動します。

現代社会では、物理的な攻撃は厳しく制限されていますから、相対的に平和です。

ですが、脳の中での攻撃本能や衝動は、制限で消えるものではありません。衝動は残り続けて、持て余されます。

実は、衝動が持て余されている時、身体の中では重大なことが起こっています。

それは、ストレスホルモンの大量分泌です。

このホルモンは、私たちの感情のコントロールシステムを狂わせます。そのため、感情が暴走して、心の痛みがますます激しくなります。

また、免疫システムも狂わされるので、病気にもなりやすくなります。

この状態が長く続くと、ほとんどの人がうつ病に陥り、素因がある方は統合失調症になりますから、この状態は早く脱出しないといけません。

物理的に攻撃ができないとしたら、どうすればいいのでしょうか？

価値下げという攻撃

攻撃とは、敵にダメージを与えることです。

人が受けるダメージは、物理的で身体的なものだけではなく、心理的なダメージもあります。

社会的価値において『誰かを落とせば自分が上がる』の法則は、実は落とすことで心理的なダメージを与えて、自尊心という心理的な報酬を得るための法則でもあるのです。

ただ、自分に苦痛を与える相手が、出木杉くんのように絶対的に敵わない相手だと、この法則は無効です。価値下げ攻撃をしても返り討ちに合うだけです。そこで、勝てそうな相手にバトルを仕掛けるのです。

こうして、「自分は劣っていない」「自分は優越している」と確認できるのです。

つまり、ジャイアンやスネ夫がのび太くんに対してやっていることの正体は、「価値下げ攻撃」なのです。本当は劣等感にまみれているから、誰かを見下して自己価値を確認するため、絶対に勝てそうな相手であるのび太くんを必要としているのです。

人の社会は落とし合いゲーム？

このように、人の社会には「誰かを落とせば自分が上がる」という非常にシンプルな法則があります。劣等感にまみれている人は、「落とせる誰か」を必要としているのです。

時々、「笑わせるタイプの芸人さん」ではなく、「笑われるタイプの芸人さん」がいますよね。こういう芸人さんは、ある意味で「みんなののび太くん」の役割を買って出てくれているのです。

不都合な真実かもしれませんが、**「人の社会は落とし合いゲーム」という一面があり、私たちの「許せない」想いもその中で増幅されています。**

ここから卒業できる方法はないのでしょうか？

これを目指して、次の旅路へと参りましょう。

6 人気芸能人と政治家の不倫はなぜ許されないのか？

人気芸能人と政治家は何を売っているのか？

ここまで、アメリカ大統領選挙や「ドラえもん」の世界に寄り道して、私たちが「落とし合いゲーム」の中にいることを紹介しました。

ここでは、別の世界に立ち寄って、そのゲームの本質に迫ってみましょう。

ここでは、人気芸能人の不倫や政治家の性風俗通いなど、著名人の不道徳の世界に立ち寄りましょう。

これらのニュースは、マスコミに面白おかしく取り上げられることが多いですよね。きっと、今もどこかでニュースになっています。あなたなら、誰のどのようなニュースを思い浮かべますか？

ただ、不倫も性風俗通いも、犯罪ではありません。非常にプライベートな、価値観の問題です。にもかかわらず、このことで仕事を失う芸能人や政治家、公職者が少なくありません。

不道徳ではありますが、一般人であれば、一部の関係者以外は誰も気にしないような問題です。

以前、ＴＶの取材などで解説したのですが、芸能人や政治家のイメージが不道徳から遠ければ遠いほど、そのギャップで注目されます。

ここから、現代の芸能人や政治家が、何を「売って」いるのかが見えてくることでしょう。

本来、芸能人は「芸の能」を、政治家は「政策とその実行力」を売るものです。

しかし、現代社会ではそれだけではなく、「いい人のイメージ」も売っているのです。

裏切り者は敵よりも危険

人気芸能人や政治家は、「いい人のイメージ」を売って、その立場を得ています。ということは、そのイメージを損ねる行為は、イメージを〝買った〟人たちを裏切るものです。

人は、裏切り者に対して非常に厳しい脳を持っています。なぜなら、裏切り者は「敵」よりも危険だからです。

「敵」とわかっていれば、被害を受けないように構えることもできます。

しかし、裏切り者は、一見味方のような顔をしているので、私たちは油断して無防備になります。

そんな時に裏切られたら、ものすごく危険なのです。

だから私たちの脳は、裏切り者に対しては本能的に果てしなく残酷になれます。

人気芸能人と政治家の不倫が許されないもう二つの理由

人気芸能人と政治家の不倫など、不道徳が許されないのは、もう二つの理由があります。

それは、ランキング上位の誰かを価値下げすればするほど、下げた人のランクがその人の心の中で上がるのです。

人気芸能人も政治家も、世の中では一目も二目も置かれるハイクラスな存在です。その人たちを落とすことができれば、自尊心という心理的な報酬を得ることができるのです。

ランキングを気にするサルの脳の働きで、人はハイクラスにいる人にはそれなりに敬意を持って遠慮や配慮をするものです。ハイクラスという立場に守られている間は、価値下げの対象にはなりません。

ただ、イメージを売る立場の人が不倫などでそのイメージを失ったとしたら、一気にハイクラスから脱落します。そうなると、「我先に！」と価値下げが始まり、下げたがる人たちの自尊心の供給源になるのです。

さらに、「おごれる者も久しからず……」ではありませんが、ハイクラスにいる人は、社会の富、権限、そして妬みも集めます。

妬みは危険な心理です。怒りも伴う感情なので、簡単に敵意に変わり得るからです。妬みを集めたとしても人望がある間は大丈夫なのですが、いいイメージを失うということは、同時に人望も失います。すると、それまで燻っていた敵意が一気に解放されるのです。

おごれる者は許されない

人気芸能人や政治家は、いいイメージを社会にアピールして、その立場や富、権限を得ていますので、不倫など不道徳な行為は社会への裏切りになってしまいます。

そして、私たちの脳は裏切りに強く反応するようになっているため、彼らは許されないのです。

7 人の本質、「許せない」の本質

人が潔くなれないのは社会で生きているから

ここまでの旅を、ちょっと整理してみましょう。

第2章では、人が潔くなれないのは、人は「許せない」想いを溜め込むからだとお伝えする旅をしましたね。人はいったい何を溜め込んでいるのか、という問いへの答えを求めての旅でした。その中で、次のことが見えてきたと思います。

- ・人は社会的価値と自尊心を奪い合う「落とし合いゲーム」を行っている
- ・劣等感という苦痛を与える存在は敵になる
- ・脳は裏切り者を許さない

人という生き物は、都市を作り、弱肉強食と言われる世界を卒業することに成功しました。それまでの世界の掟は「強さ」で、弱きものは理不尽に食い散らかされる、ちょっと怖い世界でしたから、私は、卒業できて良かったと思っています。

そのおかげで、私とあなたはこうしてご一緒に旅ができるのですから。

ただ、私たちは別の苦痛を生きることになりました。

それは、この本のテーマである「許せない」という想いです。

弱肉強食の動物的世界を卒業した代わりに、今度は自分たちが作った社会の中で社会的価値と自尊心を奪い合い、劣等感を与え合う闘いに身を置くことになったのです。

なぜ、こうなってしまったのでしょうか？

人はなぜ手段と目的を取り違えたのか？

人がこうなった理由は、私たちがある時点から手段と目的を取り違えてしまったからです。このことを説明するために、少しだけ第2章に旅を戻させてください。

第2章では「社会は資源を溜め込むシステム」、「お金は資源との引き換えツール」だとご紹介しましたね。覚えていてくださったら嬉しいです。

では、お金が発明されるまでは、溜め込んだ資源はどのように分配されていたのでしょうか？

それは、「地位（ランキング）」と「クレジット（信用）」だと推測できます。

サル山をご覧になったことはありますか？

サルの群れは、自分たちが自由にできるエサ（厳密には溜め込んだものではありませんが、群れが確保しているエサ）を、どのように分配しているでしょうか。

まず、ランクが高いサルから食べますよね。サルは私たちの直接のご先祖ではありません。しかし、共通のご先祖から受け継いだ脳を共有しています。

人の社会性は、複雑な群れを作るようになった共通の祖先まで遡れるほど、古いのです。

人はさらに蓄えで余ったものを誰かと交換して、お互いにより豊かになることを覚えました。交換は信用に基づいて行われます。信用できない相手と大事な財産の交換はできませんよね。

したがって、お金が発明されるまでは、信用は交換の大事な手段だったのです。

ランクと信用を手に入れるには、自分の社会的価値を高める他ありません。

自尊心と劣等感は、自分の社会的価値を把握するための心のメーターとして獲得しました。

つまり、**自尊心も劣等感も、人が作った資源を溜め込む社会、資源を交換する社会を生き抜くための手段**だったのです。

人の進化は、効率よく社会的価値を上げさせるために、自尊心には美味しいものを食べたかのような快楽を、劣等感には強力な金棒で殴られたかのような苦痛を与えました。

人はスピノサウルスより進化しているのか？

こうして私たちはもっと快楽がほしくて自尊心を奪い合い、もっともっと気持ちよくなりたくて誰かを見下して劣等感を与えるのです。ここで、大転換が起こりました。手段だった社会的価値や自尊心に快楽が結びついたことで、目的になったのです。

こうして私たちはコイやスピノサウルスとは全く違う心を獲得しました。その中で感情はさらに進化を重ねて、悔しい、恨めしい、妬ましい、義憤、憤怒、羨望、屈辱……さまざまな人間らしい感情を獲得したのです。

これらの感情は、心理学では**「社会的感情」**と呼ばれています。

これらは全て自尊心や劣等感に関連した感情です。自尊心に浸る快楽を求め、劣等感という苦痛を嫌がる……。

おやおや、快楽を求め、苦痛を嫌がるって、何かに似ていませんか？

そうです。スピノサウルスです。

スピノサウルスは、エサが豊富な時期には大好きな狩りをする悦び、満腹になる悦びに浸って、食べきれない数のノコギリエイを殺していました。際限なく快楽を求めたのです。

違いは、スピノサウルスは何も溜め込めないのに対して、私たちの社会的価値はある程度は溜め込むことができます。

実績、業績、成果……私たちの社会的活動はどこかに、あるいは誰かに記憶されます。そして、それに基づいて、ランクと信用が与えられるのです。

仮に社会的価値を貪欲に貪っても、無駄にはなりません。蓄えられるからです。

だから私たちは、それを目的としてしまうほどに自尊心を求めるよう、進化したのでしょうね。

人は愚かな生き物なのか？

さて、人は本当の目的を見失って、手段が目的になってしまう生き物であることがわかってきました。「手段を目的と履き違える」のは、よく「愚か」と呼ばれる状況ですよね。

あなたはどう思いますか？　私たちは愚かなのでしょうか？　救いようがない生き物なのでしょうか？

私は、これはこれで良いと思っています。確かに価値観次第では「愚か」かもしれません。

しかし、この愚かさの中に、人の美しさもあると思うのです。

人は、その愚かさを乗り越えて美しさを見出せる、ヒトの脳を持っています。

この脳は私たちの社会的感情をコントロールし、心豊かにしてくれます。

実は、「許せない」という想いのほとんどは、先程ご紹介した「社会的感情」に由来するものです。

これらの感情は、自分の社会的価値を溜め込むことと結びついています。

だから「許せない」という想いを生み、私たちに許せない出来事を記憶させ、恐怖のルミネーションへと導くのです。

つまり、**「許す、許される」の正体は、社会的感情に囚われずに、ヒトの脳を活かすこと**なのです。どうすれば、それができるのでしょうか？

次の章の旅路で、それを見つけましょう。

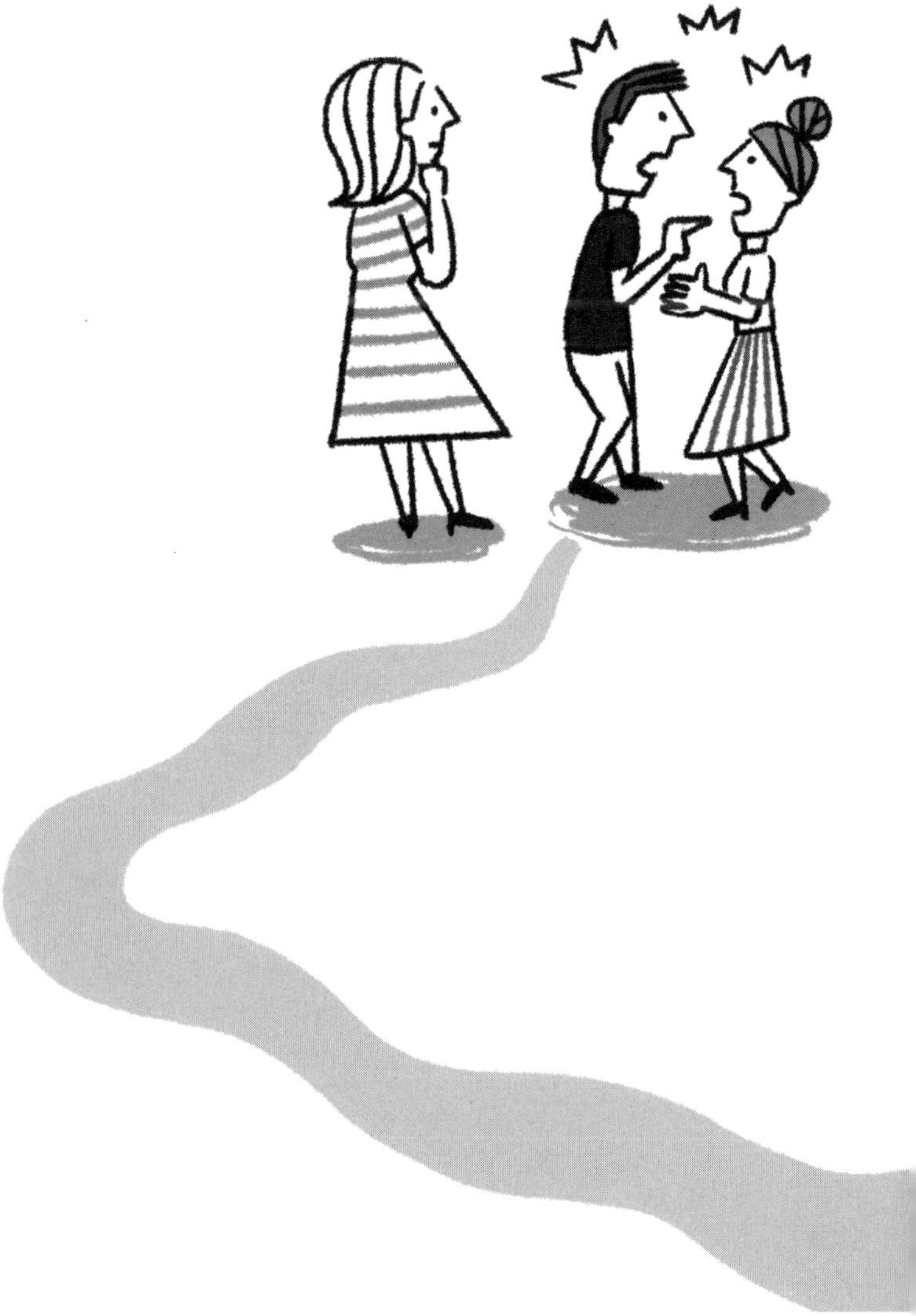

第4章

許す力、許される力

「許せない」とは何なのか？

これまでの旅で見えてきたものとは？

ここまでの旅で、「許せない」の正体、その想いの意味が見えてきましたね。「許せない」は、心が自由であることを示す価値あるものです。でも、この想いに囚われると、自分が苦しくなります。

ですが、私たちは覚える生き物、溜め込む生き物ですから、「許せない」を溜め込むことはやむを得ない宿命です。

コイのように、恨みを持たず、「潔くすべてを忘れる」だけの生き方は、できないのです。

そして、進化のプロセスの中で「サルの脳」を獲得したことで、自尊心に快楽物質が、劣等感に苦痛が伴うようになり、自尊心を奪う相手、劣等感を与える相手は「敵」になりました。

「誰かを下げれば、自分が上がる」の法則の中で、「ドラえもん」のジャイアンやスネ夫のように、弱いものをもっと下げて自尊心を略奪するようなことも始めました。

自尊心の略奪は犯罪ではない？

ここで、前の章ではお伝えしていない、もう一つの大事なことをご紹介させてください。それは、人の世のルールについてです。

物の略奪や物理的な攻撃は、明らかに人を傷つける行為で、ほとんどの国では問答無用で犯罪です。しかし、自尊心の略奪や劣等感を与えることは、必ずしも犯罪ではないのです。

そのため、ジャイアンやスネ夫がのび太くんにやっているようなことは、犯罪にはなりません。ジャイアンの暴力はグレーゾーンかもしれませんが、のび太くんをバカにするのも、からかうのも、ルールで防ぐことはとても難しいのです。

自尊心を奪うことも、劣等感を与えることも、相手の幸せを奪い、心理的な苦痛を与えることに他なりません。人道的には「罪」です。

それなのに、なぜ犯罪にならないのでしょうか？

自尊心の略奪は規制できない？

仮に、ジャイアンやスネ夫による自尊心の略奪を法的に規制したとしたら、どうなるでしょうか？　人間関係がとても不自由で、窮屈になると思いませんか？

たとえば、あなたが次のような二択を迫られたらどうするでしょうか？

「A　みんなに無視される」

「B　貶《けな》されることもあるが仲間として受け入れられている」

これは、難しい選択になる方もいるかもしれません。貶されるくらいなら孤立を選ぶ……という価値観もありえます。

ただ、私の研究では孤立や無視されることを好む方は少ないようで、多くの人が周りに受け入れてもらいたいと思っているようです。

みんなに無視される状況は、好まない人が多いのです。

自尊心の搾取は豊かな人間関係？

多少の落とし合いや罵り合いは、子猫がじゃれ合ってお互いに甘噛みするようなものので、「ゲーム」や「遊び」感覚のコミュニケーションになっている場合もあります。

すなわち、節度ある範囲内では、自尊心の搾取バトルは「豊かな人間関係」の一つになるのです。したがって、全てを規制することはできません。

結果として、「豊かな人間関係の一環」と「自尊心の搾取」の境界線は、限りなくグレーなのです。

そのため、現代社会で誰もが問題を認識しながら、どうにもならずに放置されている問題があります。

それは、パワーハラスメントとマウンティングです。

この章の入り口はパワーハラスメントとマウンティングです

パワーハラスメント（通称パワハラ）とマウンティングは、私もマスコミで度々取材を受ける、古くて新しい問題です。ずっと悩んでいる人がいるにもかかわらず、なくなりません。

実は、ここにも自尊心の搾取の問題が存在しているのです。

この章では、パワハラとマウンティングを入り口に、自己愛的憤怒、恨み、妬み、憤懣、義憤……、さまざまな感情に伴う「許せない」を卒業する力を身につける旅に出かけましょう！

2 最強の感情、「感謝」の効果とは？

パワハラとマウンティング

私はカウンセラーという職業柄、パワハラやマウンティングの相談を受けることが、よくあります。

パワハラとは、有利な立場を背景にした嫌がらせです。

マウンティングとは、「自分が上だ（お前は下だ）！」とアピールすることで心理的苦痛を与える行為です。

いずれにしても、被害者に劣等感を与えて、自尊心を搾取する行為です。被害者はもちろんですが、加害者にならないかと心配する方のご相談もあります。

その中のよくあるパターンについては、これまでいくつかの拙著でもご紹介してきました。

加害者には、自分が人に苦痛を与えていることに気づいて、やめていただきたい、被害者の方には、上手に逃げていただきたいと思っています。

ありがちなパターンを知っていただくことで、そのヒントになればと思いながら紹介してきました。

しかし、本書のこの旅路では、よくあるパターンを紹介してもあまり意味がないかもしれません。私たちの旅路は「許す、許される力」を身につけることを目的にしています。パワハラやマウンティングへの理解や対策だけでは、旅の目的は果たせません。

そこで、この章の旅路のスタートでは、私自身が自尊心の略奪に巻き込まれた体験からご紹介させてください。

私の些末な例で恐縮ですが、脳心理科学的な裏付けもあります。

私自身の30年を超えるカウンセラー生活の中で培ってきた、「許す、許されるスキル」

をすべてご紹介します。きっと何かのヒントになると思います。

職業に貴賤はないが格差はある

私は、心理学者として、みなさんの幸せをお手伝いできることに感謝しています。どんな職業も、それを必要としている方がいるから、職業として成立しています。だから、何を仕事にしても、誰かのお役に立つことに変わりはなく、あらゆる職業が尊いものだと考えています。

私がこう思うのには、理由があります。

学生時代の私は、稼がなければ学生を続けられない立場でした。その立場を活かして、バイトという形でいろんな職業・業界を覗き見ることができました。

水商売から金融、ソーシャル・ネットワークのベンチャー企業まで……、本当にいろいろな世界を見させてもらいました。

どの仕事も、必要とする人がいます。どの仕事も、なくなったら誰かが困る……と実感しています。「職業に貴賤なし」という言葉は、私は本当だと思います。

ただし、格差は確実にあります。同じ仕事をしていても、立場や責任の違いで待遇は全く違います。この格差の中で、社会的価値や地位、自尊心が割り当てられているのです。

自尊心の搾取バトルで見つけたもの

どこの職場にも業界にも、自尊心と社会的価値の格差がありました。

たとえば学生時代には、あるバイト先の幹部から、合うなり「お前、頭悪そうだな」と言われました。社長など偉い方のご機嫌を損ねると、それだけでクビになったり、懲罰的な配置換えをされたこともあります。

辞める時の伝え方に瑕疵があったと、バイト先に呼び出されたこともあります。「どうしてくれるんだ!」と取り囲まれ、「お詫びするしかありません」と土下座したこともあります。

大学3年でいわゆるバブル崩壊、大学4年では就職氷河期1期生を経験し、その中で思うことあって心理学を職業にしました。

第2章でご紹介したように、フリーの心理学者で、勤務先とは1年毎の契約でしたので、更新の時期は胃が痛くなりました。また、契約も口約束で、条件を後から下げられることもありました。


いずれも、立場の弱さを実感させられる体験でした。「許せない！」という想いに囚われて、心理学的ルミネーションに陥りかけた時もありました。

でも当時は、「弱い立場を生き抜く」を目標、すなわち私の「念い」にしていました。目標の効果はこの章の後の方でご紹介しますが、目標があるとヒトの脳が機能します。その効果で、私のサルの脳が生み出す社会的感情は、ある程度コントロールできていましたので、その分、気持ちは楽でした。

私の場合は「自分は弱い立場」と実感することで、いい影響もありました。「どんな仕事であっても、弱い立場の自分を使ってくれてありがたい」という想いを持つことができたのです。

そこから、「感謝」ができるようになりました。

感謝は最強？

さて、ここで感謝というこれまでにないキーワードが出てきましたね。実は、感謝は「許す、許される」ための、最もシンプルで、最も強力なスキルの一つです。

「感謝は最強の感情！」と言っても過言ではありません。

もちろん、感謝が難しい状況もたくさんありますが、強力なスキルなので、使える時は使ったほうがいいのです。

なぜ、感謝は最強の感情なのでしょうか？

感謝ができるということは、自分を大切にしてくれる誰かの存在を実感しているということです。

私たちの脳の深いところ……、まだ私たちの祖先がサルにもなっていない原始的な哺乳類の時代に獲得したと考えられているところは、「ウマの脳」と呼ばれています。

この脳は、リスクのモニタリングをしています。リスクを感じたら「心の痛み」を発信して、私たちが対応できるように教えてくれるのです。

ウマの脳をなだめれば、心の痛みは軽くなる

劣等感による心の痛みも、実はここから発信されているのです。

特に、私たち人間の「ウマの脳」は、社会的なリスクに敏感です。社会から排除されたら、生きていけないからです。そのため、私たちの社会的価値を疑わせる劣等感には、強い心の痛みが伴うのです。

では、心の痛みはどうすれば軽くできるのでしょうか？

要は、ウマの脳をなだめれば良いのです。

現在の脳心理科学で、最も確実と言われているなだめ方は、「厚意」を向けてもらうことです。

「感謝できる相手がいる」ということは、「誰かの厚意」を実感しているということです。言い換えれば、「自分には味方がいる」と感じていることと言えます。

味方がいると安心しますよね。社会的なリスクが軽くなることで、心の痛みも軽くなります。

どうでしょうか？　ここまででも、すでに十分感謝の効果が伝わったと思います。

ただ、次の節で紹介しますが、感謝にはハッキリとした限界があります。

感謝は最強ではありますが、万能ではないのです。

しかし、それでも私は、可能な限り感謝の気持ちを保てるように心がけています。

その理由は後ほどご案内することとして、まずは、感謝の効果を徹底的に解明してみましょう。

3

感謝がもたらす四つの脳内物質と感謝の限界とは？

感謝の効果について、ここでは脳内物質から考えてみましょう。

感謝は、私たちを幸福感に導く、少なくとも四つの脳内物質を分泌させると言われています。その四つについてご紹介しましょう。

気分を良くしてくれるセロトニンとオキシトシン

一つはセロトニンです。

セロトニンは、私たちの気分を良くしてくれる働きが知られています。

特に日本人は、セロトニンが足りなくなりやすい遺伝子を持っていることが多いので、感謝によってセロトニンを高めることは、日本人には特に大切な習慣と言えるでしょう。


次に、幸せホルモンと呼ばれているオキシトシンも分泌されます。

オキシトシンは愛情ホルモンとも呼ばれていて、本来は誰かに愛情を向けることで分泌されるホルモンです。感謝と愛情は、厳密には違います。ですが、相手を大切に思える点では似ているので、オキシトシンも分泌されるのです。

オキシトシンは、まず私たちを幸せな気分にしてくれます。ただ、それだけでなく、アンチエイジングにも効果があることが知られています。

つまり、私たちは感謝によって、いつまでも幸せで若々しくいられるのです。

快楽物質のドーパミンとエンドルフィン

また、感謝によってドーパミンも分泌されることがあります。

ドーパミンは、私たちに活力や勇気を与える物質です。私たちの興味関心の源で、行動のアクセルとも言われています。情報の伝達物質でもあるので、頭も冴えます。

私たちは、感謝で元気になれるのです。

最後に、エンドルフィンという脳内物質も分泌されます。

エンドルフィンとは、私たちに多幸感を与えてくれる脳内物質の一つです。ドーパミンとともに脳内麻薬の一つとされることもあるのですが、エンドルフィンは痛みを緩和する効果が非常に高いのが特徴です。

脳内麻薬でも大丈夫？

麻薬……というとイメージが悪いかもしれません。しかし、脳内で作られるということは、必要があるからです。

私たちに備わっている苦痛や痛みは、リスクを知らせる大事な仕組みですが、痛みが強くなりすぎるとストレスホルモンが暴走し、こうなると、果てしなく苦しくなります。

ストレスホルモンの暴走は、免疫力の低下や、体のメンテナンス機能の低下など、体を傷つける結果にもなりますので、その調整のために、痛みをコントロールする必要があるのです。

そこで、脳は苦痛を軽くして、幸せを感じさせる物質である脳内麻薬を作り出すようになったのです。

しかし、むやみに脳内麻薬がもたらす多幸感に浸ることは危険です。現実に対処できなくなりますし、脳内物質とはいえ中毒になるリスクもゼロではありません。

ただ、感謝が伴う時は大丈夫です。

感謝できる状況では、サルの脳の一部が働いていることも知られています。感謝によって活動するサルの脳は、モラルに基づく安全を確認する脳です。

したがって、少なくともサルの脳は、「感謝しても大丈夫、幸せな気分になって大丈夫」と判断しているのです。だから、感謝ができる時は、私たちは「許せない」想いから解放されるのです。

感謝の限界

ただ、**モラルが欠如した相手に感謝はできません**。

実は、これが感謝の限界なのです。

私たちは、どうがんばってもモラルに欠けた人に感謝はできません。感謝は最強の感情ですが、相手次第なのです。

ですが、私はそれでも、できる限り感謝を使おうと思っています。

それは、まだお伝えしていない効果と使い方があるからです。

この効果は、あなたの今後に役立つものですので、次の節で詳しくご紹介したいと思います。

そのために、私が心理学の世界に踏み込んでからのエピソードへと、私たちの旅路を進めましょう。

4

感謝は理不尽な怒りを退ける許される力

本当の勝者とは？

パワハラやマウンティング……。この世はある意味では社会的価値と自尊心を奪い合うバトルフィールドです。このバトルの本当の勝者は誰でしょう。

あなたは、自尊心の奪い合いバトルにおける勝利とは、何だと思いますか？

「ドラえもん」のジャイアンのように、のび太くんをいじめていい気になることが勝利でしょうか？　いいえ、違います。ジャイアンも出木杉くんには劣等感を持っていると思われます。ジャイアンも敗者なのです。

一方で、出木杉くんはどうでしょうか？　ジャイアンが仕掛ける自尊心を奪い合うバトルに、彼は参加していませんね。

これが、本当の勝者です。

無益な自尊心の奪い合いから離脱して、無闇に自分と他人を比べません。

ただし、無益な自尊心の奪い合いバトルのファイターが、問答無用で襲ってきたらやっかいです。「ドラえもん」のジャイアンはそこまで理不尽ではないので、むやみに出木杉くんに殴りかかるようなことはしませんね。だから、出木杉くんは超越した存在でいられるのです。

ですが、私たちが住む世界は、時に「ドラえもん」の世界よりも残酷です。

モラルが欠如した理不尽な怒りから、突然殴りかかられるようなこともあるのです。

アカデミックの世界を通して、感謝の効果を見てみましょう

理不尽な怒りを上手にかわすために役に立つのが、「感謝」なのです。

もちろん、モラルが欠如した相手に本当に感謝することはできませんが、本当に感

謝していなくても、「感謝の態度」を示すことが理不尽な怒りを退けて、あなたの魂を自尊心の奪い合いバトルから超越したところに導く武器になるのです。

その一例として、学者たちのアカデミックな世界における自尊心の奪い合いのバトルをご紹介しましょう。

アカデミックな世界は、あなたの目にはどのように映っているでしょうか？「優秀だけど変な人が集まる特殊な世界」、「好きなことを仕事にできる恵まれた環境」などなど、いろんな捉え方があるようです。

実態としては、「研究成果」という社会的価値を追い求めて、良く言えば「切磋琢磨」、悪く言えば自尊心の略奪バトルを繰り返す場です。

そこで勝ち残るには、研究成果を実直に積み重ねるか、その略奪バトルを愉しむか……。

研究者のほとんどは、前者のパターンで、良識のある研究者と言えるでしょう。しかし、稀に後者のタイプの研究者もいます。

滅多にありませんが、こういうタイプが権限のあるベテランになってしまうと、立場が弱い若手の研究を、理不尽に潰しにかかってきます。

「君の研究課題の意義は○○だけだが、それはすでに僕がやった！」

とマウンティングを仕掛ける、あるいは研究課題からズレた視点を持ち込んで、

「こんなこともわかっていないのか！」

と見下す……というパターンが多いようです。

私の研究成果が少々注目された時も、強い権限のある研究者から、

「君の研究は私のコピーではないか？　研究のオリジナル権は自分にある！」

と、研究課題からの撤退を促すとも思える旨の問い合わせが来たりしました。

これらは、アカデミックな世界の不都合な真実だと言えるでしょう。

モラルが欠如した相手でも、私ができるだけ感謝を使おうとするワケ

多くの若手は弱い立場にあるというのが、難しいところです。

チャンスをいただかなければ、実績を出せませんし、実績がなければ研究者人生は

終わります。

権限のある研究者が、仮に理不尽でも若手のチャンスを左右できるので、若手研究者は、不当な扱いをされても、そこで「許される」ことができなければ生き残れないのです。

みんな、どうやって生き延びているのでしょうか?


それは、「感謝」を伝えることだったのです。

第1章で、「想いの退け合いが〝許せない〟を生む」とご紹介しました。

ここで、若手がベテラン研究者の「自分を価値上げしたい」という想いを退けて抵抗すると、ベテランの「許せない」という想いを刺激するだけです。

立場の弱い若手がベテラン研究者に攻撃されたら、ひとたまりもありません。

そこで、ベテラン研究者の「ご自身の価値上げというストーリー」を退けて争うよりは、感謝を伝えて自尊心の奪い合いバトルから逃げるほうがいいのです。

感謝は、自然に伝えられないこともある

しかし、私自身は、あまり器用な人間ではありませんでした。

たとえば、若手時代、あるベテラン研究者が知らない用語を使ったために、「勝手にでたらめな言葉を作るな！」、「研究をなめるな！」と、激怒されたことがありました。

私が使った用語は、当時、最先端のデータ解析法の用語だったのですが、私はベテラン研究者の激怒に戸惑って、黙ってしまいました。

このようなことは私だけの経験ではなく、アカデミックな場では、似たような悩みごとをよく耳にします。

そこで私は、理不尽なベテラン研究者とも上手に付き合っているように見える先輩方を、観察しました。

その先輩方は、理不尽なベテランに何を言われても、感謝を伝えていました。

感謝を伝えると、相手を尊重する意図が伝わります。するとベテランを価値上げ

することになり、それ以上は攻撃されずに「許される」のです。

つまり、ベテラン研究者が激怒した時に、

「私の認識不足でした。ご指導ありがとうございます」

と、自然に言えれば良かったのです。

そうすれば、こじれることなく許されて、無益な自尊心の奪い合いに巻き込まれなかったことでしょう。

でも、当時の私には、なかなか言えませんでした。

感謝は負けではなく、「許せない」をかわす武器

では、私はなぜ自然に感謝ができなかったのでしょうか。

それは、やはり「理不尽」だと思ってしまったからです。そう思ってしまったので、このバトルに巻き込まれてしまったのです。

理不尽な相手とまともにバトルをしても、無意味です。バトルに巻き込まれた時点で、負けとなります。そして、弱い立場におけるバトルをかわす武器が、「感謝の態度」

なのです。

ただ、私はここで感謝してしまうと、理不尽に屈服してしまう気がして、これを悔しいと想ってしまったのです。

ですが、先輩方を観察して、「気分的に巻き込まれたことがそもそも負けだった」と理解できました。理不尽なベテラン研究者と闘うことで、私の本当の目的、すなわち「念い」を見失ってしまったからです。

似たような理不尽な状況は、アカデミックな世界に限らず、あるようです。職場では、派遣や期間採用の立場の方が、もっと理不尽な経験をしていると聞いたことがあります。

ただ、理不尽な相手とのバトルに乗る価値はありません。

感謝で攻撃をかわして、「逃げるが勝ち」を決め込み、自分の「念い」を優先することが良い時もあるのです。

5

「目標・目的」はヒトの脳を活性化させて「許せない」を緩和する

逃げるが勝ちとは、わかっていても

前の節では、理不尽な相手と自尊心を奪い合うバトルをやっても、無意味であることをご紹介しました。

感謝で攻撃をかわし、逃げられるなら逃げるが勝ちです。

こんなことに労力を割くより、あなたが時間を割くべき何かに、あなたの貴重な人生を使ってください。

しかし、うまく逃げ切れない時もあります。若手の頃の私のように、ついつい悔しくなって、「感謝」という武器を使えないこともあります。そんな時には、どうしたら良いのでしょうか？

ある遺産相続の「許せない」に学ぶ

ここで、アカデミックな世界から離れて、ある遺産相続に関わる親族間の恨みの世界へと、旅路を向けてみましょう。

遺産相続は、親族で故人を偲びつつ、残されたあれこれを分かち合う大切なライフイベントです。

このライフイベントで、親族が骨肉の争いを展開することがあります。映画やドラマの題材になることもありますよね。

遺産の相続は自尊心だけでなく、金も絡むので、その奪い合いバトルになると、さらに深刻になります。

あるカウンセリングでは、かつては地方の資産家だったご一族の遺産相続を巡って、「親族を許せない」という想いに駆られた方がお見えになりました。

すでに遺産相続は結論が出ているのですが、この方（以後、Mさんと呼ばせていただきます）は、その結論にも、そのプロセスにも許せない想いが強く残っていました。

遺産には金銭的にプラスになる遺産もあれば、維持費などマイナスにしかならない負の遺産もあります。現代社会では地方の不動産は活用価値が低く、負の遺産になりやすい状況です。

ただ、負の遺産とはいえ、故人や親族にとってはご先祖の想いや家族の思い出が詰まった宝です。遺族兄弟の人間関係がもともと今一つだったこともあり、故人は生前に最も正直者で信頼できるお子さん、Mさんに負の遺産の維持や管理も含めて全てを託していました。

相続は親族の恨みになりやすいのか？

しかし、他の兄弟がこれに納得するわけがありません。

故人の託し方について、法的有効性が争われました。その中で、Mさんとその家族が生前贈与を受けたものも含め、すべてを時価換算で計算して、兄弟で分け合うことになりました。

実は故人は、

「負の遺産を含めて主な遺産はMに託すから、あなたにはこれを……」

と、他の兄弟とその家族にもそれなりの額の生前贈与を行っていたようです。

しかし、公的な証拠は何も遺していません。他の兄弟は口裏を合わせたように、みな「知らぬ、存ぜぬ」で、Mさん家族だけが生前贈与を没収された形です。明らかに理不尽です。

結果的に、Mさんは、維持費のかかる負の遺産を含めて時価換算を基に兄弟頭割りで相続しました。長期的には「プラマイゼロ」の遺産です。気分的なマイナスも含めると、損失しかない結果だったことでしょう。

Mさんとご家族の決断

Mさんとそのご家族は、もちろんこの結果に納得していません。Mさんのご兄弟を

「許せない」と想っています。欲張りだと軽蔑し、憤慨もしています。

でも、Mさんとそのご家族は、「相続のことはもう考えない」ようにしたいと思って、この決断に間違いがなかったと納得するために、カウンセリングにお出でになったようです。

Mさんとそのご家族は、「許せない」のに、なぜこのように思おうとするのでしょうか？


それは、Mさん自身とそのご家族には、もっと優先させたいことがあったからです。Mさん自身、すでに高齢者と言われる年齢です。仮にこのことで兄弟と泥沼の争いをすることにしたら、余生はこれだけのために費やされてしまいます。

Mさんにもお子さんとお孫さんがいて、それぞれ目標を持って暮らしています。親族との争いに煩わされると、その目標が影響を受けます。

この状況の中で、

「確かに許せない。しかし、この想いに囚われると、もっと大事なものを失う……」と思われたようです。そして、「大事なものを守る」という目標を優先させた結果、「もう考えない」という決断に至ったようです。

目標と「念い」の効果

Mさんのエピソード、あなたはどのようにご覧になりましたか？　私ならそうはしない……という方もいらっしゃるかもしれません。

金銭的な損失は、リスクをモニタリングするウマの脳を刺激します。

私たちにとって金銭を得ることは安全の保障、失うことは社会的なリスクの増大になっています。なので、金銭的な損失には強い心の痛みが伴います。

痛みを与える相手は敵です。Mさんにとって、ご兄弟は遺産相続の争いにおいては「敵」であり、「裏切り者」です。私たちは「敵」、特に「裏切り者」は本能的に殲滅したくなります。こうして「許せない」という想いがさらに強くなります。

しかし、Mさんはここで「もっと大事なもの」、すなわち「自分自身と家族の人生」を守ることを優先しました。

なぜ、このようにできたのでしょうか。

ヒトの脳が働くと、「許せない」を卒業できる

その秘密は、私たちの脳の仕組みにあります。

目標すなわち「念い」の効果は、私の若い時のエピソードでも触れましたが、ヒトの脳を活性化させます。

ヒトの脳が活性化するほど、心の痛みを生み出すウマの脳がコントロールされることは、感謝の効果の一つとしてお伝えしました。ヒトの脳は、「念い」が強ければ強いほど、心の痛みを軽くしてくれる働きを持っているのです。

Mさんとご家族には目標があり、それは、Mさんのご実家やご兄弟とは関係のないものでした。

それならば、相続問題に煩わされて目標に集中できなくなるほうが、損失が大きいと言えます。

Mさんの決断は、人生の損得を広く考えると合理的だったのです。

目標と、強い「念い」が、私たちを「許せない」から卒業させてくれると、覚えて

おいてください。

ウマの脳の心の痛みは強烈なことが多い

しかし、なかなかMさんのように決断できないことが多いことでしょう。

ウマの脳がもたらす心の痛みは、なかなか強烈です。痛みが強烈すぎると、逆にヒトの脳が機能しなくなります。誰もがMさんのように「潔く忘れる」ことはできないのです。こうなると、許せないに囚われて心理学的ルミネーションに陥ります。

こんな時、どうすれば良いのでしょうか?

次の節では、再びアカデミックな世界に旅路を戻して、答えを探ってみましょう。

6

本当に許せない相手にはどうすれば良いのだろうか？

自己愛性パーソナリティは許せない？

ここで再び、アカデミックな世界への旅路に戻りましょう。

ただ、出てくる人物はアカデミックな世界だけでなく、どの業界でも話題になる「許せない」想いを集める危険人物です。

「自分は誰よりも偉い」という妄想に酔いしれたい方が、あなたの周りにもいませんか？

主な特徴は次の通りです。

・自慢話や自己憐憫で人の厚意や関心を集めたがる
・一見落ち着いた自信家だが、人が嫌な想いをしていることに気づかない
・上から目線で人を見下す発言が多い
・人を呼びつけてダラダラと叱責や説教をするのが好き
・議長などになると会議を自己顕示の劇場にしてしまう

このようなタイプは「自己愛性パーソナリティ」と呼ばれ、こういう方が権力を持つと、周りの方の自尊心のクラッシャーになり、職場では「クラッシャー上司」とも呼ばれます。

もしかしたら、読者のみなさんの中にも、クラッシャー上司の被害者がいらっしゃるかもしれません。こういうタイプは、「自分は誰よりも偉い」という妄想を脅かすと怒り狂います。

そして、その勢いのあまりサディスティックになるのです。

権力を与えると、常に誰かを攻撃して、自分を誇示したがります。

どこの組織でも持て余されてしまうので、私はそのような方には権力を与えないことをオススメしています。しかし、「自分は偉い」という妄想を形にするために、それなりに努力はします。

さらに、上司に擦り寄って、あることないことを吹き込んでは、ライバルを落として自分を売り込み、結果的に権力を手にすることが多いのです……。

私たちの旅路の締めくくりとして、「許せない！」を撒き散らしやすい、自己愛性パーソナリティをテーマにした旅路へと足を進めましょう。

筆者が、「許せない」に囚われた体験

ここからは、私自身の体験です。

私は、いくつかの組織や団体に属しています。その中で役に就くこともあります。役の器ではないのですが、持ち回りのようなものなのでやむを得ません。

その組織の中に、自己愛性パーソナリティの特徴をすべて満たすことで有名な人が

いました。私よりかなり年長の方でしたが、仮にNさんとさせてください。

組織は秩序とルールで動くもので、Nさんの自己愛に奉仕するためのものではありません。

しかし、Nさんは自分の理想に全員が共感するように求め、スタッフを個別に呼び出して説得します。あまり詳しくは書けませんが、スタッフに、意に沿わない、本来の仕事ではないことをやらせようとしていたようです。Nさんより弱い立場のスタッフには、大きなストレスだったことでしょう。

また、Nさんがご自分の「核心的利益」と思っている何かが思い通りにいかないと、不機嫌になります。あの手この手で運営を妨害してきます。

私は組織とスタッフを守る立場だったので、やむを得ず、Nさんにそのような行為を止めるようにお願いしました。

このことがNさんのサディスティックなところを刺激したようで、私への攻撃が始まりました。Nさんは、私が許せなかったようです。

自己愛的憤怒

主な攻撃方法は、会議の場で、

「(役員として)瑕疵がある! 足りないところがある! 重要メンバーの自分の意見をないがしろにするのは不当だ! 横暴だ!」

と、喚き散らすことでした。私自身の過去の個人的な事柄も取り上げ、私の人格への攻撃も行いました。「お前の弱みを握っている」と匂わせるような脅しもありました。

このような、自己愛が脅かされた時の怒りは、「自己愛的憤怒」と呼ばれています。ウマの脳の激しい興奮に基づく、非常に激しい怒りです。

クラッシャー上司であれば、部下を壊すバズーカになります。

ただ、私は部下ではありません。自己愛的憤怒のダメージはほとんど受けませんでした。そして、「感謝の態度」を用いて、Nさんの自己愛を満足させるように対応しました。また、Nさんの求める通りに行うと大変なことになりますが、ご満足いただけるように、折衷案の交渉にも応じました。

しかし、逆効果でした。

折衷案では納得せず、会議でさらに喚き散らしました。

さらに、外部の関連団体の役職者に、私がNさんに従うように働きかけてほしい……という文書を送りつけたのです。

筆者も許せない想いに囚われました

こうなると、徐々に実害が出てきます。

会議が混乱し、組織的な意思決定ができなくなりました。組織は機能不全に陥り、スタッフや関係者が困り果てることになります。

幸い文書の発信は、受け取った方々が冷静だったので大きな問題にはなりませんでしたが、一歩間違えば組織のイメージを傷つけるリスクのあるものです。

私は「許せない」に囚われず、組織を機能させることに集中しようと務めました。

ただ、あまりのしつこさと嫌らしさに辟易してしまい、怒りのスイッチが入り、Nさんを「許せない」気持ちになりました。

そしてその想いに囚われてしまい、夜も眠れずに、かなり疲弊しました。

さて、私はなぜ「許せない」に囚われてしまったのでしょうか？

私はずっと、「自分は組織を守る立場の器ではない」と思っていました。ですが、Nさんを許せないという想いから、私が組織に深くコミットして、組織とその関係者を大切に想っていたことに気づきました。

このような怒りは、義憤（大義のある憤り）と言われます。私の場合は独りよがりな義憤ですが、組織を守る立場という自覚を強くする、良いきっかけになりました。

つまり、「許せない」想いが、私に何を守りたいかを教えてくれたのです。

そして、誰が大切なものを脅かす「敵」であるかを、はっきりと認識させてくれたのです。

卒業しないほうが良い「許せない」―アイドリングストップのススメ

私は、このような「許せない」は卒業しないほうが良いと思います。ウマの脳が、心の痛みという危険信号を発信しているのです。

無闇に敵を増やすことはオススメしませんが、**この世には敵も必ずいる**のです。

現代社会では、誰かを本当に殲滅しようとすると犯罪になります。

「許せない」には敵を滅ぼす衝動が伴うのですが、これを形にすることはできません。

その代わり、私はNさんを敵としてロックオンしました。そして、「敵から組織を守る」を目標にして、その方法を考え始めました。スタッフや関係者の協力もあって、良い手立てもみつかりました。

このように動くと目標の効果でヒトの脳が働き、心の痛みが緩和されます。

「許せない」は残りますが、激しい衝動ではなくアイドリングストップのような状態になりました。


私たちは、溜め込む生き物です。

溜め込むから「許せない」に囚われますが、**「許せない」がもたらす心の痛みと、ヒトの脳の目標と「念い」を上手に組み合わせると、大切なものを守ることもできる**のです。

7

再び、感謝のススメ

「許せない」のアイドリングストップを万全にするために

ここまで、「許せない」を卒業しないほうが良い場合のアイドリングストップを紹介してきました。ただ、ウマの脳は敏感なので、些細な刺激で暴走するリスクを持っています。

このリスクを緩和する方法はないでしょうか？

実は、あるのです。

そのために、再び感謝に注目してみましょう。

すでにご紹介したように、感謝は脳の働き方を整えて、私たちを元気で幸せにする脳内物質を生み出す最強の感情です。感謝を上手に使うことは、あなたの脳をいい状態に保つ手段です。使わなければもったいないです。

ただし、許せない相手に感謝するのは絶対に無理です。

モラルに欠けた相手に、感謝できるはずがないからです。

感謝できる方に心に住んでもらう

では、どうすれば感謝を上手に使いこなせるのでしょうか？

それは、許せない相手ではなく、いい方に感謝をすることです。そして、その方に心の中に住んでいただくのです。

人は、心の中に人を住ませている生き物です。「許せない」誰かも心に住んでしまいます。安全に生きるには必要なことですが、これだけだと苦しくなります。

そこで、感謝できる方にも住んでいただくことが重要なのです。その方の存在感やイメージに、私たちの心のいい状態を守っていただけるからです。

可能であれば、できる限り有力で頼りになる誰かがいいでしょう。

有力ということは、それだけ存在感が大きいということです。感謝できる方の存在感が大きいほど、感謝の効果が大きくなります。

できれば、その方と良好な関係を続けるともっといいです。そのほうが、その方の存在感がもっと大きくなるからです。

上手に感謝するコツ

感謝できない相手を許すため、あるいは「許せない」をアイドリングストップさせるために、感謝できる人を持つ……。すでにやっているという方もいれば、なかなか難しい方もいるかもしれません。

誰もが、心から感謝できる人に出会える幸運やご縁に恵まれるというわけではないからです。

しかし、心がけ一つでそのチャンスを増やすことは可能です。

社会心理学では、「予言の自己実現（自己成就予言）」という研究テーマがあります。

この研究によると、「きっとこうなる」という確信を持っていると、本当にそうなる確率が上がるのです。

スピリチュアルな文脈では「引き寄せの法則」とも言われているようですが、全く不思議な現象ではありません。

確信があるということは、チャンスが訪れた時にどうすれば良いのか、心の準備ができているということです。

心の準備ができているから、チャンスをものにできるのです。

私も感謝が苦手でした

一つ、私自身の例をご紹介しましょう。

20代前半まで、当時は精神科の仕事をしながら大学院に通っていたのですが、素直に感謝できる時とできない時がありました。学費と家賃の支払いに追われ、生活も苦しく、気分的に余裕がない時代でした。

その中で、私に良くしてくださった方はたくさんいたにもかかわらず、感謝する心の準備が不十分でした。生活の苦しさの中で不平不満ばかり溜め込んで、極端なことを言えば「世界が敵」のように見えることもありました。

感謝したほうが、気持ちが楽になるのはわかっていたのですが……。

言い換えれば、当時の私には、自分が「この世界で許されない存在」のように思えていました。だから、私を許さないこの世界が敵に見えて、この世界で私に起こることの全てが許せませんでした。

自分が許されていないから、何も許せなかったのです。

こんな私が、どうやって感謝できるようになったのでしょうか？

そのきっかけは、「内観療法」でした。

次の節で、詳しくご紹介しましょう。

8

感謝を使いこなす秘策、内観療法とマインドフルネス

清々しくなれる内観療法

「内観療法」とは、私の最初の師匠が「清々しい気持ちになれる」と推していた、日本で生まれた心理療法です。

誰かに「お世話になったこと」「迷惑をかけたこと」「して返したこと」を丁寧に考えるという、シンプルな方法です。

私も清々しくなりたくて、実践してみました。

当時の私は、次のように考えました。

まず、「お世話になった……」です。

私は大学院に籍をいただき、精神科で心理職としてお仕事をいただけていました。無名でまだ何も実績がなかった当時の私は、私を信頼して心理の業界に入れてくださった方々に何かを返せる保証はありません。

なのに、「心理学でみんなを幸せにしたい」という情熱だけを信頼して、採用してくださいました。

まさに、「お世話になった」と言えるでしょう。

次に、「迷惑をかけた……」です。

実は、私を採用すること自体が、迷惑なことでした。

師匠や院長の周りには、実績のない私を採ることへの異論があったことが、私にも伝わっていました。

周りの方々から、「(杉山を採ることに)自分は反対したんだ」と、直接言われたこともありました。苦々しくおっしゃっていたので、「本当に嫌だったんだな……」と思い知らされました。

私は明らかに、「迷惑をかけた」のです。

最後に、「して返した……」です。

当時の私は、ゼロです。

まだ実力も乏しく、何もして返せませんでした。自分がどれだけ良くしていただいているか、実感できました。

言葉を変えると、当時の私は、職場の方々にとっては何も役立たない迷惑なだけの存在だったのです。それなのに、採用していただけた……。

内観療法のプロセスで、私は素直に「ありがたい」と思えました。

そして、自分の存在が許されていると思えるようになり、気持ちが楽になりました。

ここで私は、感謝の効果を実感しました。

感謝の秘訣は自尊心を低く設定すること

内観療法を通して、私は感謝のコツや秘訣がわかってきました。それは、自尊心を低く設定することです。自尊心を高く設定すると、「お世話になった」、「迷惑をかけた」

と素直に思えませんが、低くすると、人を敬うことに抵抗がなくなります。

こうすると、素直に感謝できる方々が増えて、多くの尊敬できる方に心の中に住んでいただくことができるようになったのです。


自尊心を低く……と言うと、自信がなく、惨めな想いを抱えて生きるように思われるでしょうか？


実は、**自尊心と自信は違います**。自己肯定感もまた違うものです。

なので、自尊心を低く設定しても、必ずしも惨めな想いをするわけではないのです。

自尊心は、自分の社会的価値のメーターです。社会的価値は低く設定しても、「自分にはこれができる」と自信を持つことはできます。

また、「大したことはやっていないけれど、○○をしっかりやってきた」、「ささやかだけど、○○は喜ばれた」と実績を確認することは、自己肯定感になります。

自分を誇りつつ、自尊心を低めに設定することは可能なのです。

感謝を上手に使うために、ぜひ覚えておいてください。

9

マインドフルネスのススメ

自尊心を低くするのは難しい場合も

内観療法で、感謝できる方に心の中に住んでいただくことを目指して、前の節では自尊心を低めに設定することをオススメしました。

しかし、自尊心は私たちを心地よくさせるものです。ドーパミンを高め、私たちを活気づけます。

感謝できる方に心の中に住んでいただくと、結果的にドーパミンも豊かになるのですが、自尊心を低くするのはなかなか難しい場合もあります。

そんな時は、どうすれば良いのでしょうか?

上手な諦めとマインドフルネス

私は、自尊心を低めに設定することが難しい方には、**上手な諦め**をオススメします。

諦めには悪いイメージがありますが、仏教では、物事をあるがままに受け入れる尊い心理状態と考えられています。

この心理状態は、近年ではマインドフルネスとも呼ばれています。

言い換えれば、さまざまなこだわりから自由になることで、自分がもっと幸せになれる何かを見つけやすくなる心理状態です。

現代社会は意外と素敵で快適な生活空間

たとえば、現代社会では、私たちは意外と快適な環境に暮らしています。

都市部でも空気はそこまで汚れていません。おいしい水も安く手に入ります。食事もおいしいものが簡単に手に入ります。心がけ次第では清潔な環境で暮らすことも簡単です。

しかし、心にさまざまなものを溜め込んでいると、そこに意識が集中してしまい、自分がそれなりに快適で素敵な暮らしをしていることに気づけないのです。

特に「許せない」を溜め込んでいると、心理学的ルミネーションに陥りやすく、心をマインドフルネスな状態にできません。

〝許せない私〟がここにいる

では、どうすればマインドフルネスな状態を保てるのでしょうか？

その一つの方法は、**「〝許せない私〟がここにいる」と、自分自身の「許せない」想いに意識を向ける**ことです。

このような形で意識を向けると、感情、すなわち想いを、客観的に捉えることができます。

想いと距離を取ることができるので、心が「許せない」でいっぱいになってしまうことを避けられます。

この状態で、〝許せない私〟としばらくご一緒に佇んでみてください。多少苦しくなっても、しばらくは我慢してみることが重要です。

信頼できる方の協力も有効です

信頼できる方が、この佇むプロセスに付き合ってくれるのであれば、なお良いかもしれません。信頼できる方の存在感は、私たちの心の痛みを軽くしてくれるからです。

その方に話を聴いていただけるのであれば、〝許せない私〟の「許せない想い」を聴いてもらうのも一つの方法です。

想いは言葉にして吐き出すことで、軽くなるものなのですから。

〝許せない私〟を許せればゴールです

この方法で目指すところは、**〝許せない私〟を許す**ことです。ここにたどり着けると、アイドリングストップの状態にしても、そう簡単には「許せない」想いに巻き込まれなくなります。

私自身、自尊心を低くして、たくさんの感謝できる方に心の中に住んでいただいていますが、「〝許せない私〟を許す」も併せて行っています。

この境地にたどり着けて、本当の意味で、楽に「許せないのアイドリングストップ」ができるようになりました。

自尊心を低く設定することは、立場や状況次第では難しいようですが、マインドフルネスは、そんな時にも有効な方法です。

ぜひ、覚えておいてくださいね。

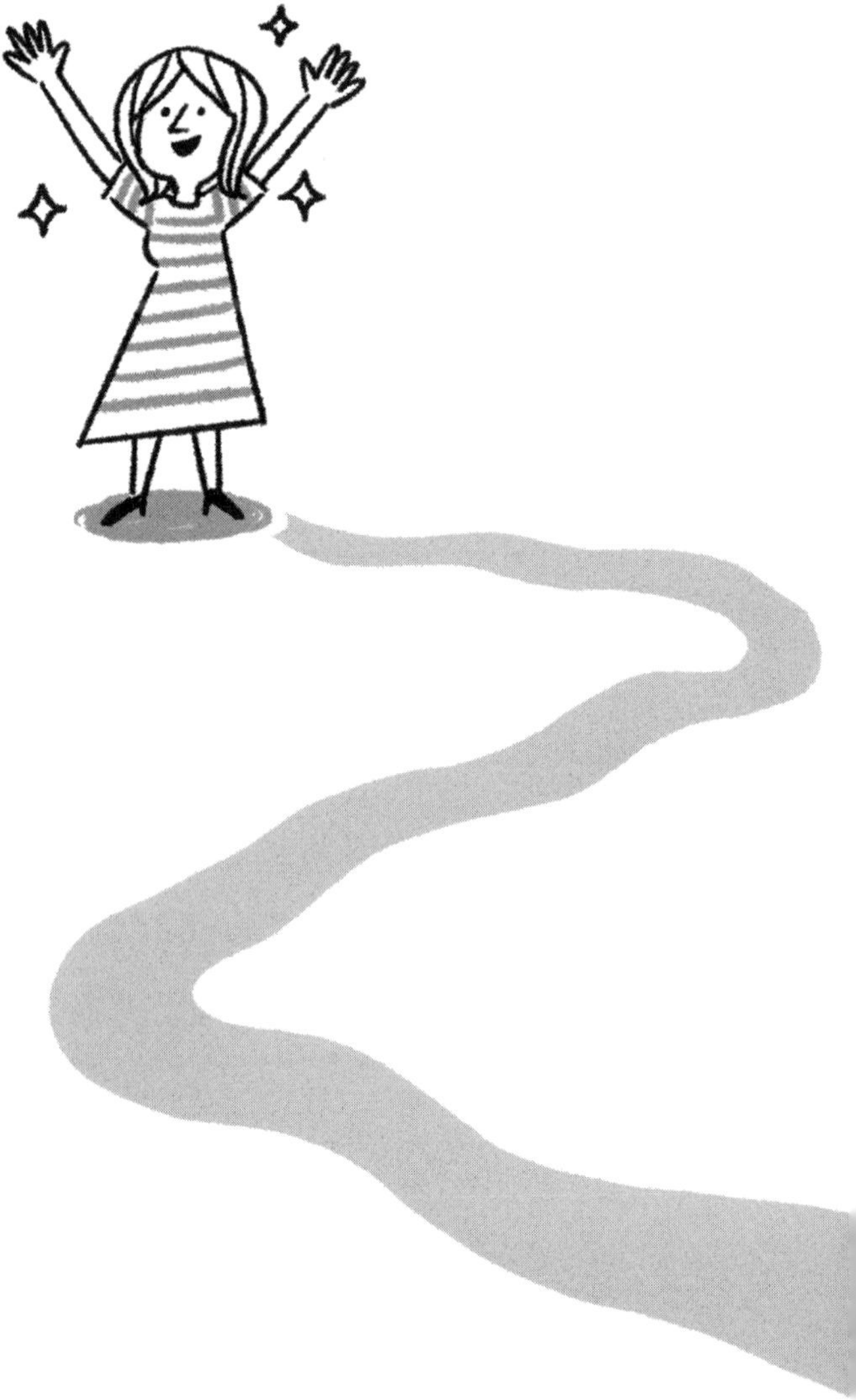

おわりに

私たちの旅に最後までご一緒くださって、ありがとうございました。

読んでいる中で、過去の嫌な経験を思い出したり、ご自身の体験や、許せない誰か、そして、許せない自分……など、あなたの心にはさまざまなことが映し出されたかもしれません。

現代的な脳心理科学では、心は巨大なシアターと、シアターを映し出すスポットライトと考えられています。

スポットライトを動かすのは、ウマの脳とサルの脳を中心にした感情、すなわち「想い」と、ヒトの脳を中心にした目標、すなわち「念い」です。

「許す、許される」の極意は、想いのコントロール、特にウマの脳を興奮させないことです。ウマの脳は想いを退けられたと思うと簡単に興奮します。あなたが誰かに許せないという想いを向けられて、その想いを避けたいなら、まずは感謝する態度を使ってください。そして、それがうまくいかなかったら、関係者に広く相談しましょう。

そういう時に頼りになる尊敬できる方、感謝できる方を身近に持っておくことをオススメします。

理想的には「ドラえもん」の出来杉くんのように、超越して生きられると良いのかもしれません。しかし、現代社会では、なかなかそうはいかないものです。

第4章で紹介したMさんのように、「許せない」より大切な目標、「念い」があれば、そちらに集中してください。このことでヒトの脳が機能して、ウマの脳を鎮めてくれます。

しかし、「許せない」を卒業するわけにはいかないこともあります。

そんな時は、心の中に感謝できる方にたくさん住んでいただいて、心と脳をいい状態に保ちましょう。

感謝できる方にたくさん住んでいただくには、あえて自尊心を低めに設定するのがいい方法の一つですが、難しい場合には、「〝許せない私〟を許す」マインドフルネスを使ってください。

私はいつでも、あなたの心と人生が自由で、あなたらしく輝くことを願っています。

最後に、屈辱と裏切りと後悔について、心理科学の最新研究の知見を紹介します。屈辱は、相手を物理的に滅ぼしたい衝動をもたらしますが、興味関心の幅が広いと屈辱を受け流せるようです。

裏切りは激しくて衝動的な敵意をもたらしますが、人に協力するマインドを持っていると、裏切りに寛容になれるようです。

そして後悔は、私たちを屈辱や裏切りに過敏にさせます。つまり、**後悔している人ほど「許せない」想いに駆り立てられやすい**と言えます。

もし、あなたが後悔していることがあるなら、本書でご紹介した事柄に加えて、その後悔を乗り越えることで許す、許される力をより確実なものにできます。

後悔は一人ひとり違うもので、一人ひとりが乗り越えるべきものですが、必ず乗り越えられます。


私のカウンセリングやセミナーでは、多くの方が後悔を乗り越えて、「許す、許される力」を身に着け、自分らしく輝いています。

尊敬するあなたも、どうかそうなってください。

学びは救いです。

いつか、またご一緒に学びましょう！

杉山　崇

著者紹介

杉山　崇（すぎやま・たかし）

心理学者。臨床心理士。神奈川大学人間科学部・大学院人間科学研究科教授。心理相談センター所長。公益社団法人日本心理学会代議員。

1970年、下関生まれ。学習院大学大学院人文科学研究科にて心理学を専攻。在学中から、子育て支援、障害児教育、犯罪者矯正、職場のメンタルヘルスなど、さまざまな心理系の職域を経験。心理学と脳科学を融合した次世代型の心理療法を目指す。

心理療法家としても科学的心理学研究者としても、指導者レベルの評価を受けている心理学者。『「どうせうまくいかない」が「なんだかうまくいきそう」に変わる本』（永岡書店）、『心理学者・脳科学者が子育てでしていること、していないこと』（主婦の友社）他、著書多数。

いつまでも消《き》えない怒《いか》りがなくなる
許《ゆる》す練習《れんしゅう》　〈検印省略〉

2020年　9　月 20 日　第　1　刷発行

著　者――杉山 崇（すぎやま・たかし）
発行者――佐藤 和夫

発行所――株式会社あさ出版
〒171-0022 東京都豊島区南池袋 2-9-9 第一池袋ホワイトビル 6F
電　話　03（3983）3225（販売）
　　　　03（3983）3227（編集）
F A X　03（3983）3226
U R L　http://www.asa21.com/
E-mail　info@asa21.com
振　替　00160-1-720619

印刷・製本（株）光邦

facebook　http://www.facebook.com/asapublishing
twitter　http://twitter.com/asapublishing

ISBN978-4-86667-230-4 C0030